100 HECHIZOS DE AMOR

LOS MÁS PODEROSOS DE LA HISTORIA

100 HECHIZOS DE AMOR

LOS MÁS PODEROSOS DE LA HISTORIA

1a. edición, junio 2003.
2a. edición, octubre 2004.
3a. edición, mayo 2005.
4a. edición, marzo 2008.

© *100 Hechizos de Amor*

© Derechos de edición y traducción cedidos por:
Latinoamericana Editora S.A., Buenos Aires, Argentina.

© 2008, Grupo Editorial Tomo, S.A. de C.V.
Nicolás San Juan 1043, Col. Del Valle
03100 México, D.F.
Tels. 5575-6615, 5575-8701 y 5575-0186
Fax. 5575-6695
http://www.grupotomo.com.mx
ISBN: 970-666-755-5
Miembro de la Cámara Nacional
de la Industria Editorial No 2961

Diseño de Portada: Emigdio Guevara
Supervisor de producción: Leonardo Figueroa

Impreso en México - *Printed in Mexico*

PRÓLOGO

Editar este libro fue para nosotros una experiencia realmente placentera. También fue la oportunidad de confirmar que, con los medios a su alcance, según la época y el lugar de origen, tanto hombres como mujeres hicieron de la búsqueda del amor uno de los fines principales de su existencia.

Aun cuando vemos que en los hechizos practicados en la Edad Media se recurría a la violencia con animales (por supuesto, algo inaceptable en nuestros días), la meta era llegar al corazón del ser amado y a través de eso, encontrarse con su propia capacidad de amar y de dar generosamente el corazón. También las flores tuvieron la responsabilidad de reunir a las almas gemelas y velar porque permanecieran unidas durante toda la vida.

Muchos hechizos cayeron en el olvido. Hay elementos que hoy en día serían imposibles de conseguir. Pero de todos modos, son muy interesantes y la imaginación de cada uno puede adaptarlos a los propósitos personales.

Muchos otros sortilegios han permanecido en uso hasta nuestros días y pueden ser practicados por cualquier persona que lo desee. Con ellos decidimos comenzar el libro. Dividimos los hechizos según un criterio práctico, más que histórico. Todos los lectores podrán reconocer en ellos los rasgos propios de la época a la que corresponden.

La magia del amor es poderosa. El único requisito para practicarla es hacerlo con responsabilidad y con la certeza de que se busca atraer a otra persona a través de sentimientos puros, positivos, libres de egoísmos y segundas intenciones.

Les deseamos a nuestros lectores una vida amorosa plena y feliz. Esperamos que estos cien hechizos les ayuden a encontrarla.

**LOS EDITORES DE LA
REVISTA PREDICCIONES**

CAPÍTULO 1

HECHIZOS PARA ENCONTRAR PAREJA

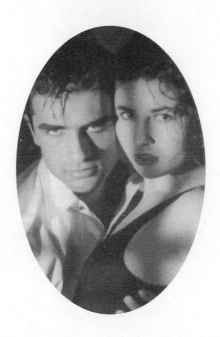

En primer lugar, no hay que olvidar el mandamiento más importante: *Ama a tu prójimo como a ti mismo*. Esta máxima, a la vez que un sentido religioso y altruista, reconoce uno práctico. Significa, entre otras cosas, que para lograr un amor sano, una relación profunda y duradera, lo principal es tener una excelente relación con uno mismo.

Antes de realizar los hechizos de conquista, haga un análisis de sus propias creencias. Pregúntese:

¿Estoy seguro/a de que merezco que me amen?

¿Cuáles son las actitudes negativas que pueden impedírmelo?

¿Cómo las puedo superar?

¿Hago todo lo posible para tener una mejor apariencia?

Mírese en el espejo y siéntase plenamente conforme con quien usted es. Quiérase, ámese, mímese. Sólo entonces salga a la conquista con esta batería de encantamientos.

1. PARA TENER EL AMOR DESEADO

En los últimos tres días del mes, cuando esté amaneciendo (entre las 4:30 y las 5 A.M.), se coge una hoja de papel blanco y en ella se escriben transversalmente, formando una equis (X), los nombres de las dos personas que se desea unir. Para esto se debe usar una pluma y tinta china roja o negra.

Una vez hecho esto, se procede a envolver la hoja de papel en un pañuelo u otra prenda perteneciente a cualquiera de las dos personas. Quien haga el trabajo debe concentrarse y fijar su pensamiento en el nombre del otro. El papel debe estar doblado en cuatro y se debe poner encima limadura de uñas de quien está haciendo el hechizo. La lima debe ser de metal.

También, hay que agregar tres dientes de ajo. Se envuelve todo en la prenda, se hace una bolsa y se deja reposar durante quince minutos.

Luego, se introduce la bolsa en un recipiente de aluminio o cobre, se agregan siete cucharadas de aceite de cocina sobre la prenda y, con sumo cuidado, se quema mirando hacia el Este.

Una vez realizado el paso anterior, hay que quedarse en estado de contemplación hasta que el Sol salga. Luego, hay que coger las cenizas, dirigirse a una esquina de la casa y dispersarlas en el suelo en forma de cruz. Los resultados se ven una vez transcurridos entre siete y nueve días.

2. SORTILEGIO PARA ATRAER A UNA PERSONA

Hace falta consagrar una medalla a Santa Elena del siguiente modo: se la coloca sobre un trozo de tela verde en el que se clavan tres clavos pequeños dorados, que servirán para la ceremonia. También se necesita un objeto, retrato o figura dedicado a la persona que se quiere conquistar, en el cual se habrá de clavar uno de los clavos. Mientras se hace esto, se recita la **Invocación a Santa Elena:**

¡Oh! gloriosa Santa Elena, madre amantísima del gran Constantino, emperador romano. Vos, que siendo hija del rey y la reina, al monte Olivo fuisteis por vuestro entrañable amor hacia el divino Jesús.

Yo requiero vuestra poderosa mediación para conseguir lo que deseo. De estos tres clavos de Nuestro Señor Jesucristo, uno lo doy a vuestro hijo, el gran Constantino, otro tiro al agua como vos lo tirasteis al mar, para salvación de los navegantes, y el otro lo clavo en este objeto dedicado a (nombre de la persona a quien va dirigido el sortilegio) *para que se clave en su corazón, para que no pueda comer, ni en cama dormir, ni en silla sentar, ni con mujer ni hombre hablar, ni tenga momento de reposo, hasta que por vuestra mediación se rinda a mis plantas.*

Si esto que deseo me fuera concedido por vuestra mediación, seré toda mi vida vuestro amante sincero y devoto (o devota), por los siglos de los siglos. Amén.

3. OTRO SORTILEGIO

Se coge un anillo de oro con un diamante engarzado, que no haya sido usado. Se envuelve en un pedazo de seda. Se coloca sobre el corazón, lugar donde permanecerá durante nueve días y nueve noches.

Al cumplir este plazo se vuelve a coger el anillo y, a la salida del Sol se le graba con un bisturí sobre el oro, la palabra SCREVA. Se juntan tres cabellos de la persona amada con otros tres de la persona que hace el sortilegio. Luego, se coloca todo en una bolsa verde y se lleva sobre el corazón durante seis días.

Por último, se guardan cuidadosamente los cabellos en la bolsa de seda, diciendo:

Es mi deseo más vehemente que así como los cabellos de (nombre de la persona amada) *se juntaron con los míos, así se junten también nuestros cuerpos y almas en amoroso abrazo durante el tiempo de nuestra vida y residencia en este planeta. Así sea, por la virtud de SCREVA. Así sea.*

Hechas las ceremonias indicadas, sólo resta conseguir que la persona amada acpte la sortija y la use. Si esto se logra, el hechizo obrará sobre ella de una manera sorprendente.

4. HECHIZO CHECOSLOVACO

Consiga cinco castañas y átelas unas con otras con un trozo de cordel rojo, haciendo tres nudos en la cuerda que queda entre dos castañas. Al hacer cada nudo, repita el hechizo siguiente:

Hago este nudo para cazar el corazón de (nombre).

Que él (o ella) *no descanse hasta que venga a mí.*

Cuando la persona reaccione al hechizo y se entregue a usted, desate los nudos y entierre las castañas y el hilo en una maceta con flores.

5. HECHIZO PARA HOMBRES

Sólo para hombres románticos. Robe un pendiente de la mujer que ama. Póngalo en una bolsita de terciopelo azul con un poco de pelo de su bigote y una flor de amapola. Lleve la bolsita atada al cuello y ella le dará su amor inmediatamente.

6. HECHIZO PARA FORZAR EL AMOR

Este encantamiento debe hacerse un día viernes, con la Luna creciente o llena, entre las nueve y las diez de la noche. Como los elementos que se necesitan son muchos, le conviene hacer una lista de ellos antes de comenzar.

Recuerde que debe estar solo en la habitación y a oscuras, con las persianas bajas y las cortinas corridas.

- Prepare una mezcla con una medida de incienso, una medida de polvo de verbena y una medida de leña de sándalo, reducida a polvo.

- Consiga una fotografía de la persona que desea hechizar y, si puede, también algunos objetos de su pertenencia. Guárdelos en una bolsa de seda verde.

- Prepare la mesa en la que trabajará. Esta mesa debe ser blanca. Si no lo es, cubra con un papel blanco toda su superficie.

- Coloque encima un mantel blanco liso, sin adornos ni filetes.

- Sobre la mesa prepare los siguientes elementos: dos velas de cera verde, un jarrón con siete rosas rojas, la bolsa verde, los objetos de la persona, la mezcla que ha preparado, carboncitos para encenderla y un recipiente metálico o de barro.

- Debajo de la mesa prepare: una vela común, fósforos y la mezcla de incienso, verbena y sándalo.

Cuando termine con los preparativos, baje las persianas, corra las cortinas y salga de la habitación.

Quítese la ropa y quédese desnudo, o bien con una bata blanca.

Sobre sus hombros coloque una bufanda verde o un pañuelo de seda verde como si fuera una estola.

Encienda el carbón en el recipiente mencionado y échele un puñado de incienso. Cuando entre en la habitación, debe llevar el caldero en la mano derecha.

- Entre en la habitación. Dé unas vueltas en el sentido de las agujas del reloj, levantando el caldero para que se impregne bien de humo. Cuando pase por una puerta o una ventana, haga en el aire una estrella de cinco puntas. Cuando sienta que el ambiente está completamente impregnado, haga el pentagrama en la puerta por la que entró y coloque el recipiente en la mesa.

- Póngase de pie delante de la mesa y coloque sus manos en el pecho en forma de cruz. La mano derecha tiene que pasar por encima de la izquierda.

- Inspire profundamente.

- Visualice lo que quiere lograr con este ritual.

- Espire muy lentamente, sintiendo la corriente energética que atraviesa su cuerpo.

- Tome la vela común y las cerillas Enciéndala y tómela con su mano derecha.

- Con ella encienda la vela verde que se encuentra a su izquierda, en el altar. Diga en voz alta:

Ángeles, espíritus y genios de Venus: que esta luz que os está consagrada me permita obtener vuestra ayuda durante esta operación.

- Con la vela que sostiene en la mano derecha encienda, ahora, la otra vela verde, que se encuentra a la derecha del altar. Diga en voz alta:

Ángeles, espíritus y genios de Venus: que la gracia os sea entregada por los favores y la ayuda que me otorguéis en el transcurso de esta operación por la luz que os está consagrada.

- Acérque la vela que sostiene en la mano y apáguela con sus dedos previamente humedecidos. Déjela en el suelo.

- Abra sus brazos como formando un cáliz hacia el cielo y diga, mirando hacia arriba:

Mi poder reside en el nombre del que creó el Cielo y la Tierra.

- Quédese unos segundos en esa posición de meditación, respirando profundamente.

- Baje los brazos.

- Haciendo una inspiración, levante a media altura el brazo izquierdo hacia el cielo, extendiendo el pulgar, el índice y el dedo mayor. El anular y el meñique deben permanecer doblados en la palma de la mano.

- Haciendo una exhalación, extienda su mano derecha hacia el suelo, formando con sus dedos el signo de los cuernos.

- El brazo derecho debe permanecer inmóvil, el antebrazo izquierdo debe girar en el sentido de las agujas del reloj, mientras dice:

Os conjuro, Ángeles, Santos fuertes y potentes, en el nombre de On, Hoy, Ia, Ie, Adonai, Shadai, quien en el sexto día creó a los cuadrúpedos, los reptiles y los hombres, y quien otorgó todos los poderes a Adán sobre todos los animales, quien bendijo el nombre del Señor, por los ángeles que sirven en la Tercera Legión, en presencia del gran ángel Agiel, Príncipe fuerte y potente, por el astro de Venus, por su santo sello y por los nombres antedichos, yo os conjuro, Anael, el más grande ángel, creador del universo entero y de todo lo que contiene, para que me prestes socorro y me concedas el resultado de todas mis peticiones, según mi deseo, o para mis amores, o para mi fortuna, y más globalmente para todo aquello que pueda ser de mi agrado y utilidad.

- Permanezca en silencio durante siete minutos y piense exclusivamente en el ser amado.

- Extienda los brazos con las manos abiertas hacia la fotografía y diga:

(Nombre de la persona), *ven a mi llamada guiado* (o guiada) *por Anael, a quien invoco. Ya, por mi voluntad, tu doble se impregna de los efluvios de mi deseo. Que tu espíritu se conmueva, que tu alma se una a mi alma, y que tu cuerpo se dé a la alegría. Que los genios propicios, incitados a la acción por mi verbo, me ayuden encadenándote y contorneando tu cabeza hacia mí.*

Que se haga Tu voluntad y que se cumpla Tu obra. Amén.

- Repita tres veces estas palabras. Luego permanezca en silencio, tratando de percibir las vibraciones del ambiente. Puede haber algún soplo de aire o algún movimiento o sonido extraño. Pase lo que pase, al cabo de tres minutos dé las gracias al ángel Anael y diga:

¡Ángeles de Luz y de Paz! ¡Mensajeros de la gloria Divina, Potencias iluminadoras y gloriosas! ¡Que el humo de este incienso sea, para vuestro agrado, el testimonio de mi reconocimiento y gratitud!

Permitidme ¡oh! espíritus de luz y conocimiento tener el maravilloso tesoro de Vuestra Inspiración, de Vuestra Asistencia, de Vuestro Apoyo. Y que desde ahora, la Paz divina sea entre Vosotros y mi persona. Amén.

- Al decir estas palabras, añada una pizca de la mezcla que ha preparado y trace con la mano tres estrellas de cinco puntas.

Este ritual debe practicarse durante tres semanas consecutivas, siempre en viernes y a la misma hora.

Es imprescindible aclarar que este hechizo es muy poderoso y, para deshacerlo, hay que contar con la ayuda de un experto.

7. SORTILEGIO DE LA PIEDRA IMÁN PARA EL AMOR Y LA SUERTE

Tome un trozo de piedra imán, vaya a la iglesia cuando haya un servicio religioso, o en una oportunidad en la que haya dos velas encendidas. Acérquese a la pila del agua bendita, ponga un poco de sal molida sobre el imán e introdúzcalo en el agua diciendo:

Imán, yo te bautizo en el nombre de Dios Padre y de Dios Hijo. Yo te bautizo.

Imán eres, imán serás; y para mí fortuna y suerte te llamarás.

Hecho esto, arrodíllese en el centro de la iglesia teniendo la piedra en la mano, y rece un Credo. Todo lo indicado ha de hacerse con mucha devoción.

Después vuelva a casa, tome una bolsita de lana encarnada y rece esta oración:

Hermosa piedra imán mineral y encantadora que con la Samaritana anduviste, a quien suerte, hermosura y hombre le diste; yo te pongo oro para mi tesoro, plata para mi casa, cobre para el pobre, coral para que se me quite la envidia y el mal, trigo para que (nombre de la persona amada) *sea mi marido.*

(En el caso de no tener novio se dice: ...*para que me des un buen marido.)*

Estas ceremonias se realizan teniendo preparadas limaduras de oro, plata, cobre y unos cuantos granos de trigo. Todo esto se coloca en la bolsa con el imán.

Todos los viernes se pone un poco de aguardiente suave en un vaso y se introduce en él la piedra imán, rezando la siguiente oración:

¡Oh!, hermosa piedra imán y mineral que con la Samaritana anduviste, suerte y hermosura para los hombres le diste y a mí me darás suerte y fortuna.

Después de haber pronunciado esta oración, se vuelve a colocar la piedra imán en la bolsa y se bebe el aguardiente. Se echan dentro de la bolsita unas limaduras de acero o hierro que se encuentran en cualquier cerrajería. El aguardiente y el acero son el alimento de la piedra; sin esto, perdería su eficacia y moriría.

8. RITUAL PARA SER QUERIDO

Pínchese el dedo índice con un alfiler y deje caer gotas de sangre en un espejito. Con una pluma, que no haya sido usada antes, escriba en un pergamino el nombre y el apellido de la persona que desea atraer. La sangre que acaba de extraerse hará las veces de tinta. Luego diga en voz alta:

Yo, (su nombre y apellido), *deseo que* (nombre y apellido de la otra persona) *se acerque a mí durante* (el tiempo que desee). *Confío mi deseo al elemento de fuego, para que se lo transmita a los espíritus de Venus.*

Que no lo dejen vivir en paz, que no coma, que no duerma, que no pueda trabajar ni hacer nada hasta que acceda a mi deseo.

Enrolle fuertemente el pergamino alrededor de una vela roja y átelo con un hilo de color verde. Queme la vela un viernes entre las doce y las dos de la mañana.

El resultado del hechizo se verá, aproximadamente, al mes de haberlo realizado.

9. MODO ESPECIAL DE CONQUISTAR A UN HOMBRE

La mujer que desee conquistar de por vida a su marido o amante tomará tres metros de cinta blanca, hará en ella siete nudos y colocará entre ellos una tijera abierta en forma de espada o cruz.

Luego tomará un poco de imán y lo pondrá en una bolsita con una moneda de plata que tenga estampadas las armas de España, a la que se agregará un talismán de Venus, para mayor seguridad.

Hecho esto, retirará la tijera del primer atado y anudará la cinta y la bolsita siete veces con un hilo blanco.

Deberá atarse a la cintura, anudando la cinta siete veces. El hombre que esté con la mujer que use este sortilegio no podrá hallar placer con ninguna otra, pero es de absoluta necesidad que él ignore la existencia de dicho sortilegio, puesto que en el momento en que lo supiera, perdería el encanto.

Para deshacer el sortilegio bastará con cortar todos los nudos diciendo:

Yo desligo a (nombre de la persona) *del hechizo que los nudos, cruces y medallas obraren sobre él, para lo cual corto y destruyo el sortilegio que por virtud tenía formado.*

10. PARA QUE UNA MUJER SEA AMADA POR EL HOMBRE A QUIEN ELLA QUIERE

Tomar pelo de la barba del hombre amado, procurando que sea lo más cercano posible de la oreja izquierda, y una moneda que él haya llevado consigo por lo menos durante medio día. Poner todo junto a hervir, en un jarro nuevo lleno de vino. Echar también salvia y ruda, y al cabo de una hora, sacar la moneda.

Para hacer una prueba, la mujer debe tomar la moneda en la mano derecha y acercarse al hombre deseado, pronunciando estas palabras en voz alta para que él la escuche:

Rosa de amor y flor de espina...

Luego, debe tocarle ligeramente el hombro izquierdo y, entonces, él la seguirá a todas partes.

Mientras se hace esto, el jarro debe seguir en el fuego, porque el ardor del hombre se mide con el calor del vino.

11. PARA QUE UNA MUJER PUEDA VER AL MARIDO QUE TENDRÁ

La mujer tomará dos pequeñas ramas de álamo blanco que atará en sus medias con una cinta de hilo blanco. Antes de acostarse, colocará sus medias debajo de la almohada, después se frotará las sienes con un poco de su sangre menstrual y dirá la siguiente oración:

Huivios clementissime qui Abraham
servus tuus dediste urorem Saram et filio
ejus obedientissimus, per admirabile
signum indicasi Rebecam; usorem indica
mihi ancille tue quem seni napture vivum
per ministerium Bulideth Anssaibi
Ahumalithi. Amén.

Esta ceremonia se repetirá durante nueve noches, colocando la almohada y las medias en la parte de los pies y acostándose en esa dirección. Si se hace bien la prueba, verá en sueños a la persona con quien ha de casarse.

12. PARA QUE UN HOMBRE VEA A LA ESPOSA QUE TENDRÁ

Se reunirán un coral pulverizado, polvos de imán y un poco de sangre de gallina. Se formará una pasta que se meterá dentro de un higo grande. Se envolverá todo en un pedazo de tafetán azul.

Al acostarse, se colgará este amuleto al cuello y se pondrá debajo de la almohada un ramo de mirto. Cuando se acueste, dirá la oración como en el sortilegio anterior, variando las palabras *Ancille tue quem seni napture vivum* por las siguientes: *Servo tuo quam sine nupciorem suorem.* También, deberá poner la cabecera de la cama a los pies durante nueve noches.

13. POLVO DE MAGO PARA ATRAER EL AMOR

Los polvos de mago están asociados con la atracción de los espíritus de la naturaleza y los elementales de la tierra para obtener su ayuda tangible. La combinación ritual de los ingredientes en su mortero y el sentimiento que proyecte en su encantamiento, pueden elaborar polvos de gran poder y atraer el auxilio de estos seres útiles.

Para el polvo del amor necesita combinar en un mortero los siguientes elementos: media cucharadita de polvo de sándalo, un cuarto de cucharadita de canela, una cucharadita de albahaca triturada, seis gotas de aceite de incienso, dos gotas de aceite de jazmín, dos gotas de aceite de pachulí y una cucharadita de talco.

Combine los ingredientes mientras pronuncia el siguiente encantamiento:

Polvo del amor, polvo del amor, sirves para mí,
sirves para mí.
Atraes a buenas personas, de gran corazón.
Nunca falles, por favor, moriría de dolor.
Polvo del amor, polvo del amor,
conviertes mi vida en un jardín de ilusión.

El secreto para hacer el polvo del amor es combinar todos los elementos, sólidos y líquidos, excepto el talco, y mezclarlos bien. El sándalo y las hierbas absorberán los aceites y luego llevarán su fragancia a la mezcla con el talco. Pero como no absorberá ninguno de sus líquidos, asegúrese de añadir el talco en último lugar.

Puede usar el polvo del amor poniéndolo en bolsitas aromáticas para llevar consigo o colocar en sus armarios, o puede rociarlo en lugares específicos. No olvide usar un poco sobre su cama.

14. PARA QUE UNA AMISTAD SE CONVIERTA EN AMOR

Para practicar este hechizo necesita un mechón de cabello de la persona que desea encantar, alfileres, un hilo de cobre, una vela de uso corriente y un imán.

Escriba el nombre y el apellido de su amigo o amiga en la vela, utilizando, para hacerlo el hilo de cobre como si fuera un punzón.

Enrolle la vela con los cabellos que quedarán sujetos a ella apenas los apriete un poco, y por último clave en la vela tantos alfileres como letras tengan las palabras que haya escrito.

Queme la vela hasta que caiga el primer alfiler y repita mientras tanto:

Espíritus de Venus, os conjuro en nombre de Sheva. Consumid el corazón de (nombre y apellido de la persona), *así como esta llama consume la vela que he encendido en vuestro honor.*

Queme diariamente un pedacito de vela hasta que caigan todos los alfileres. El hechizo dará mejores resultados si quema la vela a las doce de la noche.

Junte los alfileres con el imán y entierre todo en un tiesto. Ponga en el tiesto una planta de hojas verdes, no floral, y regálela a su amigo o amiga para que la tenga en su casa.

Los resultados se verán al mes de haber practicado el hechizo.

15. PARA QUE UNA MUJER CAIGA RENDIDA A LOS PIES DE UN HOMBRE

Este hechizo combina fórmulas mágicas con técnicas de seducción. Debe disponer de seis días para dedicarlos a la conquista de la mujer que desea. El domingo a las doce de la noche, coloque en una mesita que funcionará como altar una fotografía de la persona. Si no es posible obtenerla, haga un dibujo lo más fiel posible y escriba el nombre completo de ella encima de la cabeza.

Haga alrededor de la fotografía o el dibujo un círculo con pétalos de rosas rojas, mientras con su pensamiento la llena de amor.

El lunes, durante el transcurso del día, envíele un ramo de rosas.

El martes por la mañana, cómprele un perfume que a ella le guste mucho. Rocíe su foto con unas gotas por la noche.

El miércoles por la mañana tome un lápiz de labios, píntese los labios y bese la foto, de manera que quede la marca de su boca en ella. Durante ese día debe hacerle la declaración de amor y regalarle el perfume bien envuelto.

Si ella le pide unos días para pensarlo, continúe con el ritual. El jueves por la mañana, encienda una vela de color rosa en un platito cerca de la foto. Escriba en la vela el nombre completo de ella, comenzando desde la base y terminando a la altura de la mecha.

El viernes por la noche, dése un baño. Coloque en el agua del baño unas gotas de agua de rosas, un puñado de orégano y otro de albahaca. Tenga a la vista la fotografía y, durante la media hora que dure su baño, dedíquele a la mujer que ama sus mejores pensamientos.

Invítela a salir y vuelva a declarársele. Ella aceptará en ese momento o dentro de los próximos quince días.

JUEGOS DE AMOR

Existen muchos juegos que utilizan las jóvenes para elegir a su futuro marido. Algunos de ellos se realizan con frutas o con árboles.

• Si tiene muchos pretendientes, puede tomar en su mano tantas semillas de manzana como candidatos tenga y arrojarlas al fuego una a una, mientras piensa en cada uno de ellos. Si la semilla hace un ruido explosivo, quiere decir que el hombre está ardiente de deseo y la ama verdaderamente. Si no hace ruido, es mejor que lo olvide.

• Otro juego consiste en pelar una manzana, quitando la piel en un solo trozo y sacudírsela sobre el hombro izquierdo. Si la piel cae al suelo entera, formará la inicial del hombre que le conviene. Si se parte, todavía no le ha llegado el momento de casarse.

• Para saber si se realizará una boda, hay que poner dos nueces en un cuenco con agua. Si flotan juntas, la pareja se casa. Si flotan separadas, cada uno se irá por su lado.

• Si una chica quiere saber cuál será el hombre que la tomará como esposa, debe colocarse a una distancia de medio metro de un peral e ir hacia él caminando hacia atrás. Luego, tiene que rodear el árbol tres veces, sujetando una vara de sauce, mientras dice:

El que sea mi marido en el futuro que tome la otra punta.

Si el hechizo funciona, debe aparecer la sombra de su futuro esposo sujetando la otra punta de la vara.

CAPÍTULO 2

HECHIZOS
PARA
CONSERVAR EL AMOR

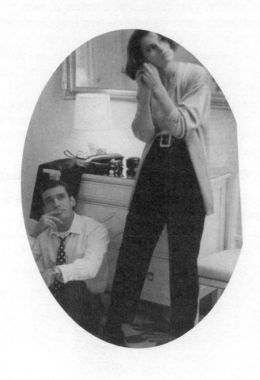

He ido marcando con cruces de fuego
el atlas blanco de tu cuerpo.
Mi boca era una araña que cruzaba
escondiéndose
en ti, detrás de ti, temerosa, sedienta.

Historias que contarte a la orilla del
crepúsculo,
muñeca triste y dulce, para que no
estuvieras triste.
Un cisne, un árbol, algo lejano y alegre.
El tiempo de las uvas, el tiempo maduro
y frutal.

Yo que viví en un puerto desde donde
te amaba.
La soledad cruzada de sueño y de silencio.
Acorralado entre el mar y la tristeza.
Callado, delirante, entre dos gondoleros
inmóviles.

Entre los labios y la voz, algo se va
muriendo.
Algo con alas de pájaro, algo de
angustia y de olvido.
Así como las redes no retienen el agua.
Muñeca mía, apenas quedan gotas temblando.

Sin embargo algo canta entre estas
palabras fugaces.

Algo canta, algo sube hasta mi ávida boca.
¡Oh!, poder celebrarte con todas las
palabras de alegría.
Cantar, arder, huir, como un
campanario en las
manos de un loco.
Triste ternura mía, ¿qué te haces
de repente?

Cuando he llegado al vértice más
atrevido y frío,
mi corazón se cierra como una
flor nocturna.

Pablo Neruda

Mantener el amor es un trabajo de cada día. Implica aceptar a nuestra pareja tal cual es, sabiendo que podrá modificar algunas cosas, pero que otras son parte de su personalidad.

También es una tarea de paciencia y de cuidado hacia la otra persona. Tal vez, usted no tuvo en cuenta esto y ahora necesita efectuar un hechizo para recomponer un vínculo que se rompió.

Seguramente, el encantamiento dará resultado, y tendrá una segunda oportunidad. Pero recuerde que la magia debe ir acompañada de cambios de actitud y reconocimiento de los errores del pasado.

Cuando se haya reconciliado con su pareja, no dude en hacer un nuevo encantamiento para llenar de amor su hogar.

16. PARA QUE REGRESE EL SER AMADO

Clave una aguja en la mecha de una vela. Encienda la vela concentrándose en la imagen mental de la persona que desea que regrese a su lado. Pronuncie el siguiente encantamiento:

Aguja en la llama, aguja del fuego,
traspasa su pensamiento,
haz que se agite, que agonice,
hasta que su corazón vuelva a mí.

Repita esta operación tres días y su amante volverá.

17. HECHIZO CON MUÑECO PARA RESTABLECER EL AMOR

Cosa un pequeño muñeco de trapo que se parezca a su amante. Confeccciónele una prenda de color rojo púrpura brillante. Atele en el brazo izquierdo un brazalete de hilo dorado. Lleve el muñeco a la iglesia y escóndalo detrás del altar, si es posible, o cerca de éste, como por ejemplo en la galería del coro. Su amante quedará unido a usted inmediatamente.

18. PARA APLACAR LA CÓLERA DE LA PAREJA

Se debe repetir tres veces la siguiente frase:

Con dos te miro, con tres te ato, la sangre
te bebo y el corazón te parto.
Cristo, valedme y dadme la paz.

19. PARA QUE VUELVA UN AMOR QUE SE FUE

Con tinta roja escriba sobre un pergamino el nombre y el apellido de su amante. Trace un cuadrado alrededor de los nombres y lleve el pergamino cerca de su corazón. Antes de que pase una semana, él o ella regresará a casa.

20. RECETA PARA UNIR A DOS ENAMORADOS

Cómpre una vara de cinta. Al salir de la tienda mire al cielo y diga:

Tres estrellas veo en el cielo
y la de Jesús cuatro,
y esta cinta a mi pierna ato, para que
(nombre) *no pueda comer ni beber*
ni descansar, mientras no se case conmigo.

Esto se debe decir tres veces seguidas y también hacer tres nudos en la cinta antes de atarla a la pierna. Hay que llevarla siempre puesta y es muy importante que él no lo sepa.

21. PARA QUE UN AMOR SEA ETERNO

Coloque sobre una mesa de madera el corazón de un cordero que haya comprado en una carnicería. Ponga sobre el corazón una fotografía de la persona que ama. Forme con pétalos de rosa otro corazón rodeando el corazón del cordero y la fotografía.

Con una aguja, pínchese el dedo anular derecho y deje caer siete gotas de su sangre sobre la fotografía. Con la misma aguja, atraviese la fotografía y el corazón, mientras repite cien veces el nombre de su amante.

Una vez hecho esto, queme todos los elementos en una chimenea o en una fogata, encendida al aire libre.

22. LA JOYA DEL AMOR

Con la excusa de su cumpleaños o alguna fecha especial, regale a la persona que quiere hechizar una joya mágica, fabricada por usted. En primer lugar, cómprele una joya que tenga alguna cavidad. Por ejemplo, puede ser una cadena con camafeo o un anillo hueco.

Arránquese tres cabellos, átelos entre sí y haga con ellos una pelotita bien apretada. Extráigase tres gotas de sangre, pinchándose el dedo anular de la mano derecha con una aguja y déjelas caer sobre la pelotita de pelos. Frote bien los pelos y la sangre, hasta que la pelotita se endurezca. Luego, introdúzcala en un pequeño sobre de papel.

Si usted es hombre, debe llevar el sobrecito dentro de sus calzoncillos, si es una mujer, en su sujetador. Debe llevarlo noche y día durante nueve días, retirándolo únicamente para bañarse.

En cuanto la saque del sobre, al cabo de los nueve días, ponga la pelotita en la cavidad de la joya. Selle la joya con lacre o resina, de forma que jamás abandone ese lugar.

Mientras la persona tenga la joya consigo, no dejará de amarlo.

23. HECHIZO DEL PELO

Se corta un mechoncito de pelo de la persona que se quiere atraer, procurando que sea de la zona de la nuca. Se prepara un té con medio litro de agua hirviendo y el mechón, se deja reposar quince minutos y se cuela.

Juntando todos los pelos, se hace un rollito y se guarda debajo de la almohada, en el lugar donde apoya la cabeza. Todas las noches siguientes, durante una semana, el que hace el hechizo debe embeber un algodón en el té y pasárselo por todo el cuerpo. Esto mismo debe realizarse una vez al mes. Luego, dos veces por año, para garantizar que el vínculo no se disolverá.

24. HECHIZO DE OXUN

Para la religión africana, cuando la "mala onda" se instala entre dos enamorados es símbolo de que Oxun, la entidad que protege el amor, está irritada.

Hay que calmarla y ganarse sus favores de la siguiente manera: en una bañaderita de bebé de color amarillo o anaranjado hay que colocar varias manzanas, collares de plástico amarillo y anaranjado, espejitos con marco de plástico del mismo color, flores amarillas, lápices de labios (no hay que olvidar que Oxun es mujer), un frasco de perfume y muchos granos de arroz.

Luego, hay que cubrir todo esto con mucha miel y llevarlo a un río o a la playa. Allí, es necesario internarse un poco pidiendo felicidad, amor, unión y paz a Oxun. La bañaderita se coloca de manera que el oleaje la aleje y se la lleve.

Es preferible hacer este trabajo por la noche, pero si no es posible, puede hacerse durante la mañana muy temprano. Dará protección a la pareja durante mucho tiempo.

25. PERFUME PARA LOGRAR UN AMOR ETERNO

Para asegurarse que su pareja nunca le abandone, antes de recibirla o recibirlo en su cama, póngase un poco del perfume cuya fórmula detallamos a continuación. Mezcle almizcle en polvo, sal y trocitos de madera de sándalo. Añada pétalos de flor de naranjo y de rosas, previamente secados y combinados. Consagre el perfume con estas palabras:

¡Oh!, Señor de los Cielos, la Tierra y las
grandes aguas del mar, santifica este
perfume, para que todo el que lo respire quede

limpio de intenciones y de pensamientos negativos
y que sólo sueñe con el amor.
Consagra las flores del aroma,
para que un diablo que respire su olor
no pueda hacer ningún mal. Eso te ruego, ¡oh!,
Señor del gran Cielo, de la Tierra y de los mares.

26. PARA UN AMOR APASIONADO

En una noche de Luna creciente, entre la medianoche y la una de la madrugada, tome tres cabellos de su pareja y seis suyos. Átelos todos juntos con un nudo. Encienda nueve carboncitos en un caldero y tire los cabellos dentro (trate de hacer la operación al aire libre, porque puede formarse mucho humo).

Mientras contempla cómo se queman los cabellos, diga en voz alta:

¡Ure igni sancti spititus renes nostros et cor
nostrum domine, Amén!

El resultado se verá a los quince días de efectuado el encantamiento.

27. ESTATUILLA PARA ASEGURARSE EL AMOR

Corte un trozo de cera de abeja. Caliéntelo entre sus manos hasta hacerlo maleable. Aplaste la cera como si fuera una torta y coloque en el centro, cabellos de la persona amada, o bien recortes de uñas, o un trocito de su ropa interior.

Luego moldee una figura femenina o masculina, de acuerdo con el sexo de la persona que pretende hechizar. Tenga en cuenta que el sexo debe ser notorio: si se trata de una mujer, moldee pechos grandes y un agujero importante en el lugar de la vagina; si es un hombre, el pene debe estar en erección.

Coloque la figura delante de usted y diga:

Eres tú (mencionar el nombre de la persona), *hijo* (o hija)
de Dios, a quien estoy tocando.

Con un hilo de cobre (que puede ser el interior de un cable al que se le retira el plástico), grábele en la frente lo siguiente:

Tu amor me pertenece.

Repita dos veces la primera frase. Haga una incisión en la boca de la estatuilla, como si estuviera abriéndosela, y sople dentro de ella, como si le infundiera el soplo de la vida a una criatura recién creada.

Practique un corte en el lugar de los ojos como si quisiera abrírselos.

Coloque la figura encima de una mesa, extienda sus manos aproximadamente a quince centímetros de distancia sobre ella durante diez minutos, mientras repite mentalmente el nombre de la persona.

Encienda una chimenea o una fogata al aire libre. Arroje tomillo y flores de lavanda. Coloque la figura de cera en el fuego con las palmas hacia abajo y diga en voz alta:

Así como hago derretir esta cera,
con la gracia de Anael, Rachiel, Sachiel,
Sarabotes, Amabiel y Ababilot,
así se derretirá el helado corazón
que quiero encender.

Repita tres veces esta frase.

Una vez que el fuego se apague y las cenizas se enfríen, espárzalas al viento diciendo:

En el nombre del Poderoso Anael,
os ordeno, Sarabotes, Amabiel, Ababilot,
que cumpláis con la misión
que os he encomendado.

23. ENCANTAMIENTO DE LA VELA DE SIETE DÍAS

Cuando la felicidad de una pareja está en peligro, cuando uno de los dos está esquivo, poco apasionado o escurridizo, hay que colocar en un plato la foto de esa persona y cubrirla totalmente con miel.

Sobre ese plato se apoya otro, sobre el cual se enciende una vela de siete días blanca o celeste. Esta vela arde durante una semana. Se debe tener cuidado de colocarla en un lugar donde no corra peligro de apagarse o de provocar un incendio. Lo ideal es una bañera.

Una vez pasada la semana, cuando el fuego se haya consumido, hay que tirar los restos en una alcantarilla, lavar bien el plato y guardarlo por si es necesario repetir el procedimiento. También hay que guardar bien tapado el otro plato con la foto y la miel, para usar los mismos elementos llegado el caso.

Los resultados deben verse en quince días. Si el panorama no mejora, se debe repetir el encantamiento una vez más.

ENTERRAMIENTO IRLANDÉS

Cuentan algunas leyendas que en Irlanda, un joven enamorado podía realizar el siguiente encantamiento: tras haber robado un cabello de la cabeza de su amada, lo introducía en una aguja y luego enterraba una estatuatilla de barro cocido, elaborada por él, a la que había clavado la aguja en el brazo.

Eso hacía que fuera irresistible ante su amada, tanto en esta vida como en la siguiente.

CAPÍTULO 3

HECHIZOS PARA LA FIDELIDAD

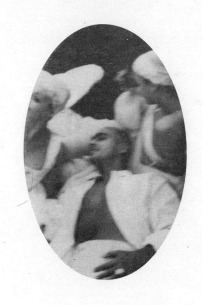

No se trata de desconfiar de todas las personas con quienes a diario se vincula su pareja, pero tentaciones hay muchas. Si está dispuesto a perdonar la infidelidad y seguir adelante con su relación, no lo dude: haga alguno de los siguientes hechizos.

29. PARA ATRAER A UNA PERSONA QUE SE ALEJA

Se compra un limón de los más pequeños, verdoso y maduro. Se cogen tres varas de cinta blanca, con brillo, y cincuenta alfileres nuevos y pequeños. Se clava un alfiler en la parte superior (por la cual el limón estuvo sujeto a la planta), dos en la parte baja y los demás se colocan clavados formando una cruz por todo el limón.

Una vez hecho esto, se reza durante nueve días, a las doce del día y de la noche, esta oración:

(El nombre de la persona), *no te dejaré vivir,*
parar ni sosegarte hasta que tú, (se repite el nombre),
vengas a mi casa a buscarme.
Quiero que no puedas vivir ni sosegarte
en ninguna parte hasta que tú, (nombre),
vengas a buscarme.

Se reza además un Credo por la pasión y muerte de Nuestro Señor Jesucristo y se dice:

Rezo este Credo con la intención
de que (nombre de la persona) *olvide a las personas*
que trata, menos a mí, por la virtud de este limón
y por el cariño que le tengo.

Todo lo anterior se repite durante siete veces, haciendo un nudo en el centro de la cinta cada vez. Cuando ya tiene siete nudos, se coloca el limón atado con la cinta en el lado izquierdo del cuerpo, donde deberá llevarse durante nueve días, sin que se entere nadie y menos aún la persona a quien va dedicado, pues si se entera o lo toca, pierde el encanto y hay que poner otro.

El rezo se repite durante nueve días a las doce del día y de la noche, pero no así la operación de clavar los alfileres y hacer los nudos, porque esto sólo debe hacerse la primera vez.

El limón puede colocarse en una bolsita para llevarlo en el costado izquierdo del cuerpo, pero es muy importante que vaya con la cinta de los siete nudos.

30. RECETA PARA OBLIGAR A UN MARIDO A SER FIEL

Es necesario conseguir un mechón de pelo de la cola u oreja de un perro, pero que haya sido cortado sin que el animal haya sufrido ningún daño (en las clínicas veterinarias es posible conseguirlo, en el caso de que usted no tenga perro). Con el pelo del animal se rellena un orificio abierto en un pedazo de pan. Se envuelve todo en un trozo de terciopelo de color carne perfectamente ajustado y cosido.

Después, practique una abertura en la parte del colchón que queda entre el marido y la mujer, e introduzca el envoltorio, de modo que no se note cuando se acueste el matrimonio.

Hecho esto, la mujer procurará mostrarse muy amable y condescendiente, aceptando en todo momento la voluntad del marido. No se reirá cuando el marido esté triste y le prometerá ayudarle y consolarle si acaso la suerte le fuera adversa, fingiendo resignarse si cree que su esposo tiene una amante.

Por la noche al acostarse y por la mañana al levantarse, le dará un vaso de leche con un huevo batido, azúcar, canela y clavo de olor. En el caso de que la leche no fuera del agrado del esposo, le preparará un vaso de buen vino con los ingredientes indicados.

Cuando duerma con él se despojará de toda la ropa que le sea posible, acercando mucho su cuerpo al de su marido para transmitirle su calor y su sudor.

Todos los días, cuando su esposo regrese del trabajo, le tendrá preparada alguna golosina, demostrando de ese modo que no deja de pensar en él. Después le dará un beso, o muchos, en la boca.

Si él fuese grosero o áspero, y no mostrase ningún cambio de su actitud, transcurridos quince días, es preferible que no insista; si fuese dócil aunque inconstante, debe mos-

LAS FLORES LO DICEN TODO

Éste es un secreto que proviene de Alemania. Para averiguar si su amante es infiel, puede hacer dos adivinaciones: con pétalos de rosas o de amapolas.

Piense en la persona que usted supone que es infiel. Ponga en su frente un pétalo encorvado de una de las dos flores. Si el pétalo se parte al pegarlo en su frente, la persona que tiene en mente está sinceramente enamorada.

Si usted se pone un pétalo en la palma de la mano y al golpearlo con el otro puño se parte con un ruido como el de un tapón, esa persona está enamorada y no es infiel.

trarse siempre superior en los sentimientos y en los actos. Esta receta tiene un efecto indiscutible.

31. RUEGO A LA VIRGEN MARÍA

Tome dos velas blancas de iglesia. Con una aguja escriba en una de ellas su propio nombre, comenzando desde la base y terminando en la mecha. Haga lo mismo en la otra vela con el nombre de quien quiere que le sea fiel.

Luego, entre en una iglesia y ante una imagen de la Virgen María, encienda las velas mientras dice la siguiente oración:

Querida Madre María, sonríeme,
haz que mi amor me sea fiel;
quiero a (diga el nombre de la persona)
con todo mi corazón
y deseo que nunca se separe de mí.
Querida Madre María, concédeme esto.

Espere a que las velas se consuman, retire los restos y vuelva a su casa. Una vez allí, envuélvalos en un papel azul y entiérrelos en un tiesto.

32. PARA CONSERVAR AL MARIDO O LA MUJER EN CASA

Este hechizo es efectivo cuando se tiene la sospecha (¡o la certeza!) de que nuestro marido o esposa está teniendo una aventura. Para empezar, evite mostrarse encolerizado o demasiado tenso y no haga preguntas. Mejore su aspecto físico para que la otra persona lo encuentre o la encuentre deseable y atractivo. Esa es una ayuda muy importante en el ritual mágico.

Coloque sobre una mesa que funcionará como altar un papel de estraza. Encima de él, boca arriba, ponga una fotografía de la persona que ama. Unja el retrato con aceite de rosas y rocíelo con hojas de rosa, mientras dice el siguiente encantamiento:

Amado mío (o amada mía),estás
ligado a mí
con ilimitada fidelidad.
¡Eres mío por toda la eternidad!
Hágase mi voluntad.

Envuelva la fotografía en el papel de estraza y entiérrela en un tiesto de su casa o bien en un parque cercano, repitiendo el conjuro mientras lo hace. Rocíe la tierra con algunas hojas de rosas y unas gotas de aceite de rosas.

33. PARA LOGRAR LA FIDELIDAD

Si da por sentado que su marido o esposa le es infiel, puede lograr que vuelva a usted y sea siempre fiel con este hechizo.

Necesita una fotografía enmarcada de su pareja, su propio anillo de bodas y un hilo de lana negro. En cuanto el o la infiel salga de la casa, quítese el anillo y pase por él el hilo negro de lana. Forme con estos dos elementos un collar para colgar de la fotografía, fijando el hilo con una cinta adhesiva. Tenga cuidado de que el hilo no toque la cara del infiel.

Póngala en algún sitio en el que no pueda ser vista por nadie más que por usted. Antes de que su pareja vuel-

NO VUELES, MARIPOSA

En el mundo entero se han elaborado ingredientes originales contra la infidelidad con animales a los que se ha hecho sufrir mucho.

• En China tenían un método para favorecer la fidelidad que consistía en machacar alas de mariposa con miel, prensarlas en bolitas pequeñas y deslizarlas en la vestimenta o en la comida de la persona amada.

• En Louisiana, Estados Unidos, también se usaban las alas de mariposa que eran reducidas a polvo junto con el corazón de un colibrí.

• En Inglaterra, cuando una joven era abandonada resultaba muy común practicar magia con ranas: se creía que tenían propiedades mágicas.

Tras dar muerte a uno de estos pobres animalillos, se dejaba secar su cuerpo. Entonces se quitaba de su pecho el huesecito en forma de llave y se enganchaba en el abrigo de la persona deseada, mientras se decían estas palabras:

No quiero herirte, rana,
pero que vuelva el corazón de mi amante verdadero;
que no pueda hallar descanso
hasta que vuelva y diga lo que piensa.

• Si un hombre era infiel a una muchacha, ella clavaba alfileres en una rana y la enterraba. De esta manera, el joven sufría dolores insoportables en todo su cuerpo, que sólo desaparecían si volvía a ella.

• Para asegurarse de que no volviera a marcharse, había que darle de comer una sopa con aceite de sésamo y vinagre, en la que se hubiera introducido una pluma de cuervo.

va a la casa, colóquese nuevamente la alianza y ponga la fotografía en su sitio habitual.

De esta manera, su amante no podrá obtener placer sexual con nadie que no sea usted. Fuera de casa, sólo tendrá pensamientos de remordimiento.

34. PARA QUE SU PAREJA SE SEPARE DE SU AMANTE

Para este hechizo necesitará la fotografía de su pareja y de la persona con la que le está siendo infiel.

Una las dos fotografías por el reverso. Clave nueve alfileres que las atraviesen por el rostro del hombre. Ahora clave diez alfileres que las atraviesen por el rostro de la mujer. Separe ambas fotografías un centímetro, de manera que el conjunto pueda mantenerse en pie.

Coloque todo dentro de una pirámide energética ubicada en algún rincón de la casa orientada hacia el Sur. Al cabo de quince días el hechizo debería surtir efecto.

CAPÍTULO 4

HECHIZOS
DE LA PASIÓN

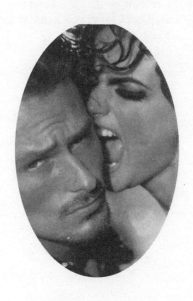

onsidera que a su pareja le falta ese toque de pimienta que les unió tanto al principio de la relación? El sexo es el ingrediente principal en todo vínculo amoroso. A través de los cuerpos, también se conectan las almas; es el momento en que ambos están en completa desnudez y pueden conocerse con la mayor intimidad.

Entonces, ¿qué mejor que practicar estos hechizos para que todo salga a pedir de boca?

35. LOCIÓN PARA RESULTAR IRRESISTIBLE A UN AMANTE

Haga una mezcla con una parte de aceite aromático de limón y otra parte de pachulí. Añada a la mezcla seis partes de alcohol y tres hojas de ruda.

Tome un baño pensando en su amante. Al salir de la bañera, frótese con el perfume mirándose en el espejo. La persona deseada lo o la encontrará irresistible.

36. PARA AUMENTAR EL DESEO EN SU AMANTE

En un recipiente de cristal introduzca una patata con mucha agua fresca. Mientras lo hace, hable mentalmente con la persona que ama y prométale amor eterno. Compruebe cada día si han crecido brotes en la patata y, al hacerlo, diga esta oración:

Que mi amor venga a mí, que me tome, me posea,
me persiga con el ojo de su corazón, mientras
los espíritus del agua traen vida a esta raíz.

Asegúrese de invocar perfectamente con la visión de la mente, la imagen de la persona que ama. Repita esto hasta que la patata esté en condiciones de ser transplantada a la tierra.

37. ENCANTAMIENTO DEL PARAÍSO

Para que una persona encuentre que usted es irresistible y se deshaga de deseo, ponga en práctica el siguiente encantamiento.

Introdúzcase en la boca una hoja de árbol del paraíso. Volviéndose hacia el Sol, diga lo siguiente:

Sol del calor, Sol de la luz,
ata fuerte el corazón y el
deseo de mi amante.
No dejes que nunca se aleje de mí,
para que nuestro amor sea eterno.
Para que nuestros cuerpos se engarcen
una y mil veces.

Tome luego la hoja de paraíso y córtela en trece trozos, y añádalos a la comida que ingiera su amante. Bastaría con que él o ella coman sólo un pedacito para que el efecto se haya logrado.

38. HECHIZO CON CERA

Este encantamiento debe realizarse en el caso de que él o ella no acceda a tener relaciones sexuales.

Construya con cera una figura humana. Si la persona que desea encantar es una mujer, hágale pechos grandes; si es un hombre, hágale un pene erecto. Trate de que los labios se parezcan a los de su amado/a.

En el pecho de la figura escriba el nombre de la persona y en la espalda dibuje una estrella de cinco puntas. Diga en voz alta las siguientes palabras:

Levanta su pasión, levántala
para mí,
que su corazón se vea sumergido,
que (nombre de la persona) *se*
entregue a mí.

Coja ahora la figura y clave, cuidadosamente, una aguja en su corazón. Cuando se acueste, llévela consigo a la cama y póngala junto a la almohada, pegada a su rostro.

Por la mañana, lávela con agua, haciéndolo una vez en el nombre del Padre, una vez en el nombre del Hijo, y una vez en el nombre del Espíritu Santo. Mójela luego en agua de rosas y déjela que se seque al aire libre.

Cuando quiera estimular el deseo en la persona, tome el muñeco con ambas manos y proyecte en él una enorme pasión. La próxima vez que se encuentren, esa persona se entregará a usted sin dudarlo.

39. PARA QUE UNA MUJER SE RINDA AL DESEO DE UN HOMBRE

Este encantamiento debe ser hecho solamente por hombres.

En una oportunidad adecuada, pídale a la mujer que quiere hechizar que le preste un pañuelo (es mejor si está usado). Busque una excusa para no devolvérselo.

Cuando lo tenga en su poder, envuelva en el pañuelo una raíz de ginseng (se consigue en las herboristerías). Ponga carbón en un caldero y queme juntos ambos elementos. Mientras lo hace, diga en voz alta:

Que (el nombre de la mujer) *me desee mientras esta llama crece.*

Concéntrese en el rostro de ella mientras pronuncia el hechizo y, antes de que pase un mes, ella dirá que sí.

40. PARA AUMENTAR EL VIGOR SEXUAL EN SU PAREJA

Elementos necesarios:

- Una botella de vidrio de un cuarto de litro
- Un paquete de espinacas
- Un tercio de litro de alcohol de cuarenta y cinco grados (se obtiene mezclando partes iguales de agua y alcohol de noventa grados)
- Nueve frascos de alrededor de cinco centímetros de altura
- Un gotero
- Una cajita de plástico
- Dos trozos de papel secante de seis por seis centímetros
- Una foto de carnet de su pareja
- Una pirámide

Procedimiento:

- Arranque una por una las hojas de espinaca y límpielas bien. Deseche las hojas, conservando únicamente los tallos.

- Corte los tallos de manera fina, en trozos de aproximadamente medio centímetro.

- Introduzca en la botella los tallos hasta un tercio de su altura.

- Llene la botella con el alcohol de cuarenta y cinco grados. Guarde lo que sobre de alcohol, porque lo necesitará en una próxima etapa.

- Coloque la botella en un lugar oscuro y fresco durante cuarenta días. Mientras tanto, no lo toque ni lo mire.

- Cuarenta días más tarde, tome un recipiente limpio y cuele en él la preparación. Apriete bien las espinacas para extraer todo el jugo.

- Luego, limpie bien la botella para que no queden restos de la espinaca y vuelva a poner el líquido dentro de ella.

- Ponga en un vaso el resto de alcohol de cuarenta y cinco grados.

- Disponga delante de usted los nueve frascos. Póngale a cada uno una etiqueta, numerándolos.

- Con el gotero, coloque en el frasco número 1 una gota del líquido de la botella.

- Añada a esta gota noventa y nueve gotas del alcohol de cuarenta y cinco grados.

- Tape el frasco número 1 y sacúdalo doscientas veces.

- Abra el frasco número 1, saque un poco de líquido con el gotero y coloque una gota en el frasco número 2. Añada noventa y nueve gotas del alcohol de cuarenta y cinco grados, cierre el frasco y sacúdalo doscientas veces.

- Abra el frasco número 2, saque un poco de líquido con el gotero y coloque una gota en el frasco número 3. Añada noventa y nueve gotas de alcohol, tápelo y sacúdalo doscientas veces.

- Proceda del mismo modo con todos los frascos hasta llegar al noveno.

- Guarde el líquido cuidadosamente, porque le servirá en numerosas ocasiones.

- Coloque uno de los trozos de papel secante en el fondo de la caja de plástico.

- Tome el gotero y ponga en el papel secante una gota sacada de cada uno de los frascos.

- Haga lo mismo con el otro trozo de papel secante, que habrá colocado en la tapa de la caja.

- Deje que se sequen a temperatura ambiente, sin exponerlos al sol ni al calor.

- Cuando estén secos, después de algunas horas, coloque la fotografía de su pareja entre ambos papeles y cierre, con todo dentro, la caja de plástico.

- Tome la caja y colóquela debajo de la pirámide.

El resultado será notorio siete días después de efectuado el hechizo.

41. PERFUME ÍNTIMO

Este encantamiento debe ser realizado por una mujer. En primer lugar, es imprescindible que consiga el frasco del perfume que usa su amante y también una fotografía de él. Prepare su habitación en penumbras y acuestese en la cama. Disponga un espejo pequeño a su lado.

Tome la fotografía y mírela, sin prisas, durante un tiempo prolongado. Acaríciese todo el cuerpo, sin insistir demasiado en las zonas erógenas, imaginando que está haciendo el amor con esa persona. Sus caricias deben ser superficiales y, sin embargo, llevarla a los límites del orgasmo.

Cuando sienta que está a punto de alcanzar el orgasmo, bloquee la respiración con los pulmones vacíos de aire. Mantener la respiración impide el orgasmo, pero no disminuye la excitación sexual.

Una vez evitado el orgasmo, vuelva a respirar normalmente y continúe acariciándose. En cierto momento, tal vez después de haber evitado dos o tres orgasmos, brotará de su vagina un líquido. Tome unas gotas con sus manos y colóquelas en el espejito.

Vierta esas gotas cuidadosamente en el frasco de perfume y vuelva a colocarlo en su lugar.

Mantenga su estado de excitación hasta que llegue su amante, y haga el amor con él en seguida. Se volverá loco de pasión y revivirá el momento cada vez que se ponga el perfume.

42. PARA QUE SIEMPRE HAYA DESEO EN UN MATRIMONIO

Después de hacer el amor con su marido o esposa, oculte la prenda íntima que él o ella hayan usado (si es un hombre, un calzoncillo; si es una mujer, unas bragas) y reemplácela por otra, para que se ponga si tiene que salir de la cama.

Al día siguiente, al aire libre, ponga la prenda en el suelo y espolvoréela con pimienta negra recién molida, pétalos de amapola secos y una pizquita de sal gruesa, para alejar cualquier influencia extraña. Coloque la prenda en una bolsa de papel y por la noche deslícela debajo de la cama. Su amante siempre sentirá deseos de volver a usted.

43. PARA QUE UN HOMBRE AUMENTE SU POTENCIA SEXUAL

Deberá preparar una mezcla de hierbas y flores que le transmitirán sus propiedades a través del agua del baño.

Necesita doscientos gramos de hojas secas de prímula, doscientos gramos de hojas de menta secas, trescientos gramos de pétalos secos de rosas, una venda de gasa de veinte por veinte centímetros y un metro de hilo color naranja.

Coloque todas las plantas sobre la mesa, sin mezclarlas.

Ponga las hojas de prímula frente a usted en la mesa, abra los brazos, extienda las manos con las palmas hacia el cielo y diga:

¡Oh, Dios, tú que hiciste a Adán y Eva
a partir de los cuatro elementos:
la tierra, el agua, el aire y el fuego.
Tal como Eva dio la manzana a Adán
y le hizo pecar, que también el que
comiera o tocare estas
plantas sea ardiente en las artes
de Marte y Venus.
Mándame, entonces, Señor Dios
de los Ejércitos del Cielo y la Tierra,
todos los espíritus de Marte,
para que me asistan en la consagración
de estas plantas. Bendito sea el Señor
que creó los frutos de la Tierra.

Gire las palmas de las manos hacia las plantas y continúe diciendo:

Criatura vegetal, te consagro
con la ayuda del potente
arcángel Samael y de todos los espíritus
de Marte, por los nombres de Elías,
Ely, Miguel, Gabriel, Rafael,
Uriel y en el de aquel que te creó
y en el nombre santo de Yod He
Vau He, por quien
toda planta fue creada,
para que cualquier persona que la
pruebe o toque se contagie del
mayor de los ardores.

Repita tres veces las consagraciones anteriores.

Proceda del mismo modo con cada grupo de plantas.

Disponga la gasa y coloque en cada cuadrado dos puñados de hojas de prímula, dos puñados de hojas de menta y dos puñados de pétalos de rosa. Cierre cuidadosamente cada cuadrado, dándole la forma de una bolsa pequeña y átela con un pedacito de hilo.

Guarde las bolsitas en frascos de vidrio bien cerrados.

Llene la bañera con agua bien caliente y ponga una de las bolsitas para que comience a difundir las propiedades de las plantas.

Métase en la bañera cuando el agua alcance la temperatura ambiente. Dése un baño de media hora. No debe mojarse la cabeza; ésta tiene que permanecer todo el tiempo fuera del agua.

Puede tomar este baño cada mañana, si su potencia sexual disminuye. Si desea aprovechar sus beneficios momentáneamente, tómelo minutos antes del encuentro sexual.

Tenga en cuenta que cada bolsita sirve una sola vez para un solo baño.

44. PARA TENER BUENAS RELACIONES SEXUALES

En primer lugar, proponga a su pareja una noche especial. Piense que el encuentro que tendrán servirá de modelo para sus próximas relaciones sexuales. Sienta correr la magia del amor por su cuerpo y déle rienda suelta a todas sus fantasías.

Permítase pedirle a su amante que haga las cosas que a usted le dan más placer. Pero, ¡atención¡ No debe quitarse su prenda íntima (bragas o calzoncillo) hasta el último momento. En lo posible, deberá tener un orgasmo sin habérsela quitado.

Al día siguiente, guarde sin lavar esta prenda en una bolsa de papel y póngala en el cajón de su ropa o en el de la mesilla de noche. Servirá como imán para que sus relaciones sexuales sean tan placenteras como la que acaba de vivir.

• Las especias picantes son afrodisíacos tradicionales. El pimentón picante, el polvo de chile, la mostaza y la pimienta están incluidos en esta categoría.

• La planta del tabaco se considera un estimulante sexual, así como la planta oriental "reina de las flores" o ylang ylang.

• Las mujeres chinas creían que el aroma del jazmín atraía a los hombres y, por eso lo engarzaban en sus cabellos.

AFRODISÍACOS FAMOSOS

• En la Edad Media se consideraba al eneldo un protector contra los sortilegios de las brujas y, si se mojaba en vino, se convertía en un poderoso afrodisíaco y filtro amoroso.

• Para los hombres impotentes, se recomendaba un caldo de semillas de apio llevado tres veces a ebullición.

• Un afrodisíaco famoso en la antigua Grecia era el tomillo. Se decía que lo llevaban las chicas jóvenes en sus guirnaldas cuando iban a recoger miel en el monte Himeto.

• En **Las mil y una noches** se cita el cilantro, como afrodisíaco. También fue famoso en la Edad Media, cuando los jóvenes abusaban de sus novias después de haberles suministrado grandes cantidades de esta hierba en la comida.

• Además de usarse como antibiótico, el ajo está considerado un afrodisíaco vegetal muy efectivo. Su aceite antiséptico, fuertemente oloroso, tonifica los órganos del cuerpo, limpia la sangre y otorga fuerza.

• Verbena significa "hierba santa", en latín. Pero su definición clásica es "hierba del amor", ya que se acentúa su poder para fomentar la lubricidad. Así como fue usada por los sacerdotes para decorar los altares en los templos y en las casas, las brujas y los magos la utilizaban, también, para sus encantamientos amorosos. El poeta romano Virgilio escribió en sus **Églogas:**

Quema rica verbena con incienso,
que yo voy a ponerme mis adornos
para trocar el hielo
de mi amante en pasión.

En Alemania, se acostumbraba a despertar a las novias la mañana de su boda con un té de verbena, y, muchas veces, se deslizaba un poco de hierba en la combinación o en la faja para que le brindase suerte por la noche.

• La mandrágora es mencionada en el **Cantar de los cantares** como una cura para la esterilidad. Lía la

CUIDADO, BRUJA VOLANDO

¿Alguna vez se preguntó por qué, cuando se habla de una bruja, la primera imagen que se asoma a nuestra mente es la de una mujer vieja y fea volando en una escoba?

Al parecer, la escoba es el equivalente femenino del báculo mágico, como el usado por Moisés al partir hacia el Mar Rojo.

Las parteras sagradas de la antigua Roma usaban escobas para barrer los umbrales de las casas donde asistían a las parturientas. Creían que al barrer alejaban a los malos espíritus que podían atormentar a la madre y al hijo.

Desde entonces, las escobas tienen un poder simbólico en la vida cotidiana. Hasta épocas más o menos recientes, las mujeres inglesas dejaban una escoba en la puerta de su casa para indicar que habían salido.

Entre algunos gitanos las bodas se completan cuando la pareja salta sobre una escoba.

Sin embargo, en los relatos de la Inquisición pocas veces aparece la imagen de la escoba. La confesión de una niña llamada Claudina Boban, en 1598, alude al símbolo cuando asegura que ella y su madre montaron en una escoba hecha de varillas y, saliendo por la chimenea, volaron por el aire hasta el sabat.

Aunque la escoba no aparecía en los juicios, hasta el día de hoy es una de las imágenes más populares de la brujería.

usó para seducir a Jacob en el libro del Génesis, mientras que el vocablo empleado por los antiguos egipcios para esta planta se traduce como "falo de campo".

Su raíz, alargada y bifurcada, que fue un ingrediente popular en los brebajes y filtros amorosos utilizados por muchas brujas de la Edad Media, decían que encarnaba a un demonio. Se ataban unos perros a la planta y se les hacía correr para que la arrancaran, porque se decía que si un hombre oía al demonio gritar, mientras la planta era arrancada de cuajo, agonizaría y moriría.

• A la valeriana se la considera también un poderoso afrodisíaco. Según cuentan, el flautista de

Hamelin encantó a las ratas con una bolsa llena de valeriana. Esta hierba atrae a los animales y se dice que, al mismo tiempo, despierta la lujuria en los humanos. En la Edad Media se usaba su fragancia para fabricar perfumes, y las hojas, para suavizar la ropa blanca.

Todavía hoy persiste en Gales una costumbre asociada con esta planta: se supone que si una muchacha coloca una ramita de valeriana en su camisa cuando se viste, no le faltarán pretendientes.

• La escarola es otro componente de los elixires, cuyas connotaciones afrodisíacas derivaban de un mito druida, según el cual una niña detuvo la marcha del dios Sol. El encolerizado dios la transformó en una planta de escarola, obligándola así a mirarle fijamente todos los días.

• Las brujas recurrían a la amapola cuando necesitaban inhibir pasiones. Sus jugos narcóticos sumían al enamorado en un sueño profundo que traía consigo la paz y el olvido.

CAPÍTULO 5

HECHIZOS
CON LA COMIDA

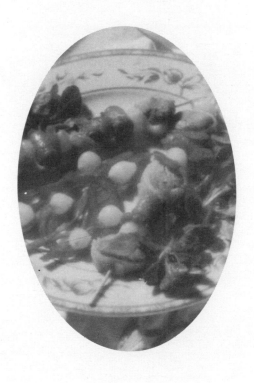

Forzosamente hemos de hacer referencia aquí a un relato de Isak Dinesen, **La fiesta de Babette**, que hace no demasiado tiempo fue llevado al cine. En el cuento, dos hermanas, invitan a comer a una pequeña comunidad danesa de ancianos que habitan en un pueblecito remoto. El padre de estas mujeres, un diácono ya fallecido, había unido a la comunidad gracias a su fervor religioso y a su entusiasmo por la palabra de Dios, inspirando a todos el respeto mutuo y el amor por los vecinos.

La noche de la cena es el aniversario de la muerte del diácono, y las dos hermanas desean evocar los sentimientos perdidos que mantenían unida a la comunidad cuando su padre estaba vivo. Babette, una cocinera francesa, se ofrece a preparar la comida, empleando el dinero que ha ganado gracias a un billete de Lotería, con la condición de que las dos hermanas no indaguen en las extrañas actividades que tienen lugar en la cocina.

La noche del festín, los invitados se sientan alrededor de la atiborrada mesa y, solo al probar las primeras cucharadas de la sopa de Babette, empiezan a reprocharse amargamente el comportamiento ofensivo que han tenido entre ellos en el transcurso de los años.

A medida que se deleitan con los sucesivos platos de la comida de Babette, los invitados se sienten cada vez más cómodos consigo mismos y con los demás. Los viejos rencores dan paso a genuinos sentimientos de amor y cariño. Al final de la velada, todo el mundo se siente como si hubiera entrado en el Paraíso, libre de las cargas emocionales, capaz de volar al haber expresado sus emociones.

Babette es el perfecto ejemplo de la magia de la comida. Cocinar puede considerarse una metáfora de la transformación alquímica de la energía en alimento.

El solo hecho de cocinar para la persona que se ama, da una cuota de seducción particular, especialmente si cuando se prepara la comida no se pierde de vista el hecho de que cualquier alimento que se ingiere, termina convirtiéndose en la sangre de cada uno de nosotros.

Los ingredientes mágicos en la comida se han usado desde siempre. El ocultista Albertus Magnus recomendaba a las mujeres en el siglo XIV:

> *Tome tres pelos del pubis y*
> *otros tres de la axila izquierda.*
> *Quémelos sobre una pala caliente,*
> *pulverícelos, introdúzcalos*
> *en un trozo de pan y déselos*
> *de comer a su amante.*

El resultado: él quedaría prendado para siempre de los encantos de la dama.

Otros ingredientes favoritos de los encantamientos comestibles han sido el semen humano y el animal, debido a su alto contenido de hormonas.

Los exóticos persas capturaban zorros y mezclaban su carne con ámbar, perlas trituradas, azafrán y opio, y consideraban a esta comida un importante afrodisíaco.

45. CON SETAS

Asegúrese de tener la información necesaria para no recolectar setas venenosas. Por la noche, en el campo, recoja algunas setas comestibles frescas. Luego lléveselas a su casa, píquelas y mézclelas con dos gotas de su propia sangre (pueden obtenerse pinchándose el dedo).

Sirva la mezcla a la persona que quiere atraer, disimulada en puré de patatas.

46. CON CENIZA

Obtenga cinco gotas de su sangre y hágalas caer sobre un pañuelo de tela que haya sido usado por usted. Deje que se seque. Queme el pañuelo y esparza las cenizas en la ensalada de quien ama.

47. CON BARRO Y SUDOR

Coja una pizca de barro y mézclelo con su sudor y unas gotas de saliva.

Sírvalo con la comida o la bebida de quien quiere conquistar.

48. SORTILEGIO PARA ENAMORAR

El 24 de junio por la mañana, antes de salir el sol, recoja la planta **Emula campana**. Déjala secar y redúzcala a polvo junto con ámbar gris. Coloque estos polvos dentro de un frasquito y llévelo suspendido por espacio de nueve días, sobre el corazón.

Se dará, en comida o bebida, un poco de polvo a la persona que se desee enamorar.

49. SORTILEGIO CON SANGRE

Tome un corazón de vaca y úntelo con unas gotas de sangre menstrual. Píquelo con un cuchillo de mango blanco y póngalo a secar en el horno hasta que quede reducido a polvo.

LOS SECRETOS DEL PEREJIL

Se dice que el perejil era uno de los ingredientes mágicos que las brujas utilizaban para los ungüentos que les permitían volar. Se creía que se desarrollaba en forma exuberante en el jardín de un cornudo: y aún hoy, en algunos lugares de Europa, se cree que si un hombre no es capaz de cultivar esta hierba, será su mujer la que lleve los pantalones en la casa.

En la antigua Grecia se creía que si el perejil crecía en forma natural cerca de la casa, eso aseguraba el nacimiento de muchos niños sanos, durante el tiempo de vida de la planta. Según el folclore popular, si a una mujer le dan una planta de perejil, dará a luz un niño antes de doce meses.

En Inglaterra se les solía contar a los niños (en lugar de la típica explicación del repollo) que los médicos sacaban los bebés de la planta del perejil.

Hecho esto, déselo en comida o bebida a la persona que quiera enamorar.

50. PARA QUE LOS HOMBRES SE RINDAN AL DESEO DE LAS MUJERES

La mujer debe invitar al hombre a tomar chocolate, té o café. En la bebida elegida mezclará los ingredientes de la lista que proporcionaremos a continuación:

- canela en polvo: media cucharadita
- dientes de clavo de olor: cinco
- vainilla: cuarta parte de una vaina
- nuez moscada rallada: lo que queda en la yema de los dedos

Inmediatamente después de echar los dientes de clavo, los extraerá.

Es probable que el hombre note que la bebida tiene un sabor extraño. La mujer podrá atribuir ese hecho a causas ajenas al buen condimento de las sustancias.

Cuando la mujer sospeche que el hombre se le escapa, ya sea porque otra mujer se lo robe o bien porque se sienta mirada con cierto recelo, primer escalón de la antipatía, para retenerlo y recobrar el dominio sobre él repetirá el medicamento cada quince días y, en los intervalos, invitándolo a comer le dará en el almuerzo una tortilla preparada de la siguiente forma: batir los huevos muy bien batidos, agregándole dos gotas de agua de rosas, y echar el preparado de una fuente a otra diciendo:

Pase este fuego que me devora
al corazón de (nombre del hombre)
así como estos huevos
pasan de una fuente a otra.

Repetida esta operación tres veces, se hace la tortilla y se sirve caliente.

En la cena se da de comer albóndigas de carne, teniendo cuidado de redondearlas una a una sobre el cuerpo

SEÑALES DE AMOR

• Cuando alguien busca el amor, cualquier cosa que se mueva, cualquier forma que se configure en el café o cualquier objeto que se caiga al suelo, pueden ser interpretados como una señal segura de una futura boda.

• Si algo se cae al suelo, la inicial de ese objeto será la inicial de la persona con la que uno puede llegar a casarse.

• Las chicas de Europa oriental miraban al Norte cuando salían de sus casas, para no espantar el amor.

• También hay que tener el paraguas siempre bien cerrado y nunca ensayar la ceremonia de la boda.

• Si en la cocina dos cucharitas van a parar accidentalmente a un mismo plato, es señal de boda. Lo mismo si el corcho del champán toca el cuerpo de un soltero o una soltera.

• Para saber si el futuro esposo será rubio o moreno, basta con hacer girar un cuchillo sobre la mesa: si la hoja apunta hacia la persona, será moreno; si es la empuñadura, le aguarda un atractivo rubio.

• En Alemania se contaba que si un hombre se secaba las manos en el delantal de una mujer, se enamoraría perdidamente de ella. También se creía que si una chica se clavaba accidentalmente un alfiler en la falda, se casaría con un hombre que ya hubiese estado casado.

• Si una chica se pincha el dedo mientras cose, pronto será besada.

• La válvula de una olla de presión nunca debe orientarse hacia la pared, porque en ese caso, la que lo haga nunca encontrará marido.

sudado y pasarlas luego por el pecho y el vientre, reteniéndolas un instante en la axila.

En ambas comidas se le ofrecerá una taza de buen café, colado en el faldón de una camisa con la cual debe haberse acostado la mujer por lo menos dos noches.

51. GUISO DE AMOR

Prepare un guiso de vaca y cordero. Sazónelo con mejorana y romero. Agregue bastante ajo (por el mal de ojo) y sal (aleja las influencias negativas). Límese las uñas sobre el guiso con una lima de metal. Quítese un pelo de las zonas íntimas de su cuerpo y añádalo a la cocción.

Sírvalo a la persona que ama.

CAPÍTULO 6

MAGIA CON HIERBAS Y FLORES

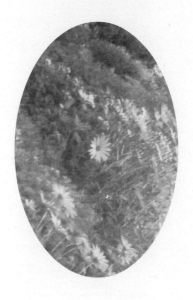

En Inglaterra se dice que una joven puede llevar la batuta en asuntos del corazón si planta y atiende las flores adecuadas. Las hierbas han sido recomendadas como agentes de fertilidad y tienen una antiquísima reputación como restauradoras de la juventud y el vigor.

En la literatura antigua, sobre todo la griega y la romana, hay constantes referencias a baños de hierbas rejuvenecedoras hechos con alfalfa, piperita y angélica.

Los herboristas del siglo XVII hacían acopio de hierbas simples para alejar la "melancolía" y fabricar tónicos para "reconfortar el corazón".

Los antiguos griegos llamaban a la borraja *euphrosynon*, y decían que tragarse su jugo fermentado en vino hacía feliz al bebedor y le proporcionaba un estímulo sexual.

Los ingleses recomendaban esta hierba para reanimar a los enfermos del corazón, y los capullos, de color azul brillante, eran bordados en los pañuelos por las mujeres y ofrecidos a sus caballeros antes de la batalla.

En la época de los caballeros se les daba té antes de un torneo para que tuvieran fuerza.

El helecho macho, la vincapervinca, la amapola silvestre, el níspero, el helenio y la endibia se consideraban hierbas de naturaleza erótica, y se creía que si se tomaban en exceso, sobrevendría la muerte por paro cardíaco.

Otra hierba considerada erótica era el abrótano. Tanto es así que en el siglo XVII se la llamaba "la ruina de las doncellas". Un hechizo de esa época consistía en lo siguiente:

52. CON ABROTANO

Si se coloca un manojo de abrótano debajo de una almohada, una cama o un cojín, eso provoca la copulación carnal, y anula todos los encantamientos que traten de impedirla.

53. OTRO

Si una muchacha se pone un capullo de abrótano debajo de la espalda antes de salir de casa por la mañana, se casará con el primer chico que encuentre, y si se lo pone debajo de la almohada soñará con el hombre con quien se casará.

54. CON HIERBA DE SAN JUAN

La hierba de San Juan, que parece un pequeño sol, era una planta mágica en casi todos los países donde se la conocía. Este poema está traducido de una balada alemana:

La joven soltera salió sin ser vista
y se sonrojó al ver la planta del poder.
Luciérnaga de plata, déjame tu luz,
que esta noche he de coger
a la mística "San Juan",
la maravillosa hierba
cuya hoja ha de decir
si el año que viene seré novia.

Después de esto, la joven tenía que dormir con las flores y las hojas debajo del colchón, y sabría en sueños con quién se casaría.

55. DE MEDIANOCHE

Una mujer sin hijos debía pasearse desnuda por su jardín a medianoche para recoger flores y tendría un hijo antes del próximo día de San Juan.

56. CON AQUILEA

La aquilea, o milhojas, es una hierba de brujas y ha sido utilizada en muchas adivinaciones. Se cree que los amantes desdeñados la pueden colocar sobre sus ojos para tener la visión de un futuro noviazgo.

También llamada la "hierba de la sangre", porque se empleaba para detener la hemorragia nasal, podía ser utilizada, además, para provocarla.

Las muchachas inglesas solían hacer el siguiente encantamiento: se metían la hierba en la nariz y decían:

Aquilea, aquilea,
llévate un soplo blanco.
Si mi amor me ama,
mi nariz sangrará.
Si mi amor no me ama,
no echará ni gota.
Si mi amor me sigue amando,
me desangraré por él.

57. HECHIZO GALÉS

Un hechizo galés indica que para soñar con la futura pareja, una muchacha debe coser la aquilea en una bolsita de franela roja y meterla debajo de su almohada. Pero para que el hechizo funcione, la aquilea debe ser recogida de la tumba de un hombre joven, mientras se murmuran estas palabras:

Aquilea, dulce aquilea,
te he encontrado y en nombre de Jesucristo
yo te arranco de la tierra.
Como Jesús amó a la dulce María
y la quiso su amiga, así esta noche,
en sueños, veré a mi gran amor.

58. CON CÁÑAMO

Aunque se decía que las mujeres jóvenes no debían pasar entre los cáñamos para no volverse estériles, podían utilizar las semilla para saber con quién o cuándo se casarían.

Para ver el aspecto de su futuro esposo, una muchacha tenía que visitar la iglesia a medianoche y retroceder hasta su casa desde el pórtico, esparciendo semillas de cáñamo al tiempo que recitaba:

Que venga mi amor verdadero,
que venga detrás de mí.

Si no ocurría nada, era la señal de que no se casaría ese año, o tal vez nunca. Si estaba destinada a morir joven o a permanecer soltera, en lugar del marido esperado vería un espectral ataúd siguiéndola.

59. CON TRÉBOL

Según la tradición, el trébol de cuatro hojas es el que trae mejor suerte. Se dice que si alguien encuentra uno, es muy probable que conozca al amor de su vida ese mismo día.

Su reputación se debe a la leyenda según la cual Eva se llevó uno consigo cuando fue expulsada del Paraíso, y Dios se lo bendijo diciendo:

> *Una hoja es la fama,*
> *una hoja es la riqueza,*
> *una hoja es una amante fiel,*
> *una hoja es una espléndida salud:*
> *el trébol de cuatro hojas es de Dios.*

Es necesario aclarar que el trébol de cuatro hojas sólo trae suerte cuando se encuentra por casualidad. Buscarlo conscientemente neutraliza su poder.

60. CON ALCAPARRAS

Las alcaparras se conocían en Francia como "hierba de primavera" y era considerada una planta mágica relacionada con el fuego y el poder. Se decía que si era enterrada en la cima de una montaña, "hacía caer el rayo y dividir la tormenta".

Por eso los franceses de la Edad Media se frotaban los miembros con esta hierba, para obtener una potencia sexual sobrehumana; y las mujeres la comían para asegurar su fecundidad.

61. CON ALBAHACA

En el norte de Europa se empleaba la albahaca para averiguar si una chica era virgen todavía. La muchacha tenía que coger la albahaca con las manos y pasar por el medio de un enjambre de abejas. Si las abejas la atacaban o la planta se marchitaba entre sus manos, era doblemente impura.

62. CON PÉTALOS

Un popular tónico romano para una doncella o un joven enfermo de amor se hacía con rosas secas y pétalos de violeta, azafrán, mirra, lavanda y romero. Todos estos ingredientes se mezclaban con carne de víbora y se hervían con miel.

Este preparado restablecía el vigor del doliente y hacía que el ser amado volviera a pensar en ellos.

63. CON SEMILLAS DE HELECHO

Este es un hechizo que data de la Edad Media.

Supongamos que una joven simpatiza con un individuo determinado, pero no con el que la quiere para sí. En la verbena de San Juan, al dar las primeras campanadas de las doce, el hombre deberá colocar una toalla o un paño de lino blanco debajo de un helecho que habrá elegido de antemano y bendecido en el nombre del Padre, del Hijo y del Espíritu Santo. Esta bendición tiene por objeto que el demonio no pueda apoderarse de la planta.

Realizadas estas tareas preliminares, se trazará un círculo alrededor del helecho. De pie en el centro del círculo, deberá decir la Letanía de los santos en voz alta para que el demonio se retire. Hecho esto, puede coger la planta y las semillas y decir lo siguiente:

Simiente del helecho, que en la verbena
de San Juan fuiste obtenida a la
medianoche en punto.
Caíste encima de un talismán,
por lo cual debes servirme para todo
tipo de encantamientos, y así como
Dios es el punto divino de Jesús y
Jesús es el punto humano de San Juan,
así también toda persona por quien
tú fueres tocada se encante conmigo.
Todo esto será cumplido por el gran Dios Omnipotente, por
quien yo,
(aquí se dice el nombre de la persona
que hace la invocación),

te cito y te pido que no me faltes,
por la sangre derramada de Nuestro Señor Jesucristo y por
el poder y virtud
de María Santísima, que sea conmigo
y contigo. Amén.

Al final de estas palabras se rezará el Credo, en cruz sobre la simiente, haciendo al terminar la cruz sobre aquélla. De este modo, la semilla mantiene todo su poder y virtud. Luego es necesario pasarla por una pila de agua bendita. Hecho esto, las semillas se meterán en frasquitos que se taparán perfectamente.

Cuando el hombre se encuentre hablando con la mujer que pretende, deberá tocarla con tres granos de semilla de helecho y sólo con eso la habrá hechizado.

64. CON GIRASOL

El girasol es una flor mágica muy respetada en Europa. En verano, las jóvenes llevaban estas flores en sus ramos de bodas. Se dice que, como sigue al sol, absorbe su energía y su potencia.

Coja un puñado de tierra de la huella que haya dejado la persona que ama. Esto puede conseguirse invitándola a caminar a un parque o por el bosque. También puede ser un poco de arena si caminan por la playa. Ponga esa tierra en un macetero y plante encima un girasol. Cuando el girasol florezca, también lo hará el amor entre los dos.

65. HECHIZO INGLÉS PARA CONSEGUIR PAREJA

Espíe a la persona que ama y, en secreto, coja un puñado de tierra de sus huellas. Lleve esa tierra junto a un sauce y entiérrela cuidadosamente junto al tronco. Mientras lo hace, murmure las siguientes palabras:

Hierba verde y sauce,
su alma cautiva te traigo,
que crezca su amor,
que crezca hacia mí
como verde crece el sauce
y como su amor yo arraigo.

LA FLOR DEL AMOR

- Las culturas orientales, de donde son originarias la mayoría de las especias, no tenían reparos en utilizarlas para estimular el amor y la sexualidad.
- El azafrán ha sido elogiado desde los tiempos bíblicos. En el Cantar de los Cantares, uno de los versos dice:

Eres un jardín, un jardín,
novia mía...
Tus brotes son un pomar
de granados con frutos exquisitos.
Alcana y nardo
nardo y azafrán...

- Los fenicios comían bollitos espolvoreados con esta especia en las fiestas en honor de Astarté, la diosa del amor y la fertilidad.
- En la Edad Media, los herboristas sostenían que el azafrán penetraba en el corazón produciendo risa y felicidad.
- Un dato interesante es que los experimentos realizados en los últimos tiempos han comprobado que el azafrán estimula realmente el útero y acelera los latidos del corazón.

HECHIZOS CON FILTROS MÁGICOS

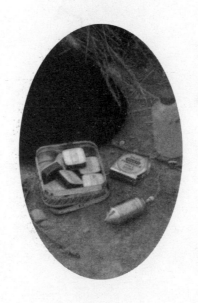

Sería imposible exponer la totalidad de los filtros mágicos y ungüentos que se utilizan o se utilizaban en la brujería tradicional. Los filtros son pociones de sustancias más o menos secretas que modifican el estado pasional, acrecentando o disminuyendo la intensidad del amor o del odio.

Según el alquimista Papus, la teoría del filtro del amor puede compararse a la del lazo de los mejicanos. Es necesario, en primer lugar, tirar el lazo hacia el punto o cosa que se quiera enlazar, es decir que es necesario herir por virtud de un medio cualquiera la imaginación de la persona sobre la que se quiera influir.

Acto seguido, hay que hacer que el lazo se enrolle alrededor del ser que se quiera retener. En otras palabras, es necesario fijar el fluido magnético de la persona sobre la que se actúe, sirviéndose de sustancias que son propicias para condensar ese fluido, tales como las uñas, los dientes, los cabellos y, principalmente, la sangre.

Los filtros para despertar la sensualidad eran preparados por los persas, los chinos y los asirios. Se dice que las mujeres griegas preparaban un filtro de amor para el que utilizaban el veneno extraído de las serpientes, las vísceras y órganos de aves inmundas, el corazón de un autillo y las vísceras de murciélago arrancadas en carne viva.

El reno es un animal muy perseguido por chinos y rusos. En ambas culturas se elaboraba un brebaje de salmuera con alcohol y cuernos de reno pulverizados que, según se decía, lo tomaban los zares y emperadores, debido al maravilloso efecto que producía en su virilidad.

En Inglaterra hemos escuchado que una gota de sangre del dedo meñique de un hombre puesta dentro del vino de una mujer hará que ésta se enamore perdidamente de él.

Sin embargo, hay filtros muy poderosos, basados en la combinación apropiada de ciertas hierbas, y esos son los que hemos elegido.

66. FILTRO DEL CORIANDRO

Está preparación ha sido utilizada durante siglos. Vuelque una pequeña cantidad de agua destilada dentro de un cáliz y cuente siete semillas de coriandro dentro de su mortero. Aplástelas bien convocando en su ojo mental con mucha fuerza una imagen de la persona a la que está destinado el hechizo.

Pronuncie su nombre en voz alta tres veces y entone estas palabras:

Semilla caliente, corazón caliente,
no permitas que estén apartados.

Después eche el polvo en el cáliz, imaginando, mientras lo hace, que toda la fuerza de su deseo también está penetrándolo. Imagínelo como una llama que desciende sobre la superficie del líquido.

Complete el hechizo con estas palabras: *¡Y que así sea!*, y trace el sello de la triple cruz en el aire, sobre la copa, con su dedo índice derecho.

Deje que la hierba repose durante doce horas aproximadamente, luego cuele el filtro usando una muselina o malla fina, e introdúzcalo secretamente en la comida o la bebida de quien desee que afecte.

67. FILTRO MÁGICO PARA OBTENER LOS FAVORES DE UNA MUJER

Se pulverizan rápidamente en un mortero nuevo unos 50 gramos de azúcar molida o en piedra. Esto debe hacerse un viernes por la mañana y diciendo, a medida que se machaca:

Abraxas, Abracadabra.

Se mezcla este azúcar en medio cuarto de un vino blanco bueno. Se guarda la botella en una cueva oscura o un cuarto tapizado de negro, por espacio de veintisiete días.

Cada mañana se coje la botella y se agita por espacio de un minuto diciendo *Abracadabra.*

Por la noche se hace lo mismo durante tres minutos y se dice tres veces *Abracadabra.*

A los veintisiete días se trasvasa el vino a otra botella y se le agregan dos granos de mostaza blanca. Una vez hecho esto, el filtro está terminado.

A los tres días se agita y se cuela, convidando a comer a la persona que se quiere conquistar. En esa oportunidad agasájela con el filtro indicado. Si se logra que beba la mitad, el filtro actuará poderosamente.

68. FILTRO DE LA PASIÓN

Tome una cucharadita de ámbar gris, media cucharadita de almizcle y doce semillas de manzana. Muela los ingredientes en un mortero y añádale medio litro de vino tinto. Hierva la mezcla hasta que se hayan evaporado las dos terceras partes y coloque lo que queda en un frasco que pueda cerrarse bien.

Utilícelo en pequeñas proporciones mezclándolo con bebidas dulces que contengan alcohol.

69. OTRO FILTRO DEL AMOR

Coja un poco de tierra de la huella que haya dejado su amante. Agregue recortes de sus uñas y unas gotas de zumo de naranja.

Mezcle bien estos ingredientes y dispóngalos en la bebida que esté por ofrecerle.

70. PARA CONQUISTAR DEFINITIVAMENTE A ALGUIEN

Mezcle partes iguales de azúcar, lirio machacado y raíz de jengibre. Mientras machaca todo para convertirlo en pulpa, repita en voz alta:

Él (o ella) *es para mí y yo para él* (o ella);
siempre estaremos unidos.

Ponga el encantamiento en un frasco y, en cuanto pueda, añada un poquito a la comida o bebida de quien desea hechizar. Realice todo el procedimiento con extrema concentración.

LA CAZA DE BRUJAS

Durante la Edad Media, si se sospechaba que alguien había preparado cualquier tipo de filtro o hechicería, ya fuese para enamorar, matar, "obtener favores de los demonios", o con cualquier otro objetivo, esa persona era sometida a un juicio cuyo resultado, en todos los casos, era su propia muerte (habitualmente la condena consistía en ser quemado vivo en la hoguera).

Mientras los rumores y los falsos testimonios eran las únicas evidencias necesarias para condenar a un acusado de brujería, se habían ideado varios procedimientos para confirmar la culpabilidad o inocencia de los sospechosos. Uno de los más comunes era el juicio por el agua, una antigua práctica que se remontaba al **Código de Hamurabi** del segundo milenio antes de Cristo. Empleada inicialmente para todos los delitos, la prueba del agua, o flotación, se usó para descubrir brujas en el siglo XVII, especialmente en Inglaterra.

• La técnica consistía en arrojar al agua a cualquier persona sospecosa de ser bruja. Si flotaba, se la consideraba hechicera y era condenada a la hoguera. En cambio si se hundía, era declarada inocente.

Por supuesto que en ambos casos la persona moría. Pero si se ahogaba, por lo menos era enterrada en cristiana sepultura.

Aunque las autoridades inglesas prohibieron esta práctica a comienzos del siglo XVII, de todos modos persistió en la creencia popular como una prueba legítima.

• Además de la prueba del agua, los cazabrujas tenían otros métodos para detectar a las hechiceras. Por ejemplo, durante el juicio podían pedir a la acusada que llorara. Si el llanto no afloraba, la mujer era condenada inmediatamente, porque se creía que las brujas eran incapaces de verter lágrimas.

• También resultaba común que les buscaran marcas en el cuerpo, ya que se suponía que los demonios familiares mamaban de ellas. Se creía, además, que las manchas de la piel eran huellas de las garras y los dientes del diablo, con quienes las brujas tenían relaciones sexuales violentas durante las noches. Se desnudaba a las sospechosas, se les lavaba el cuerpo y luego eran inspeccionadas cuidadosamente en busca de señales diabólicas.

Si se suponía que las señales estaban ocultas, se raspaba la piel con un punzón hasta que apareciera una marca sin sangre e indolora.

EL SACERDOTE URBAIN

Las sospechas de brujería disfrazaban, en algunos casos, maniobras políticas de la Iglesia. Con la excusa de que hacía pactos con Satanás, cualquier persona podía ser arrojada fuera de este mundo. Fue el caso de un sacerdote llamado Urbain Grandier. Su predilección por las mujeres jóvenes no era extraña en la Francia del siglo XVII; los sacerdotes inclinados a los placeres terrenales no eran una excepción.

Pero este párroco, además, era indiscreto y, por si fuera poco, se le adjudicaba la paternidad de un niño de la hija de un cazabrujas de la región de Loudun. Por otra parte, sus opiniones políticas no eran bien vistas por las autoridades eclesiásticas.

Finalmente, el cardenal Richelieu, el hombre más poderoso de Francia, preparó la caída del sacerdote mediante una acusación de brujería. Las monjas del convento de Loudun participaron en este complot, ya que se las convenció de que actuaran como si estuvieran embrujadas por Grandier y poseídas por los demonios.

En noviembre de 1633, Urbain Grandier fue arrestado. En el juicio se presentaron dos pruebas irrefutables. La primera era una carta escrita por Grandier en la que juraba fidelidad al diablo. En la segunda carta, firmada por los demonios, el diablo aceptaba el compromiso del sacerdote. En esta última prueba, las palabras en latín estaban escritas de atrás hacia adelante, lo que demostraba el desprecio del diablo por la cristiandad.

Aunque estas cartas eran indudablemente falsas y algunas monjas, arrepentidas, se retractaron, Grandier fue declarado culpable y murió en la hoguera en agosto de 1634.

HECHIZOS CON ANIMALES

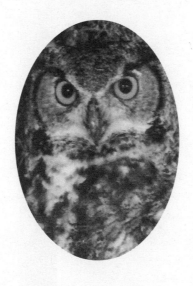

En la historia de la hechicería, las brujas siempre aparecieron vinculadas a un animal, cómplice de sus andanzas. Tal vez el más conocido sea el gato negro; sin embargo, con anterioridad a los gatos se consideraron animales malignos los sapos, los hurones, las lechuzas, los conejos, los cuervos, los erizos, cualquier pájaro negro, las ranas...

En este capítulo, les presentamos algunos de los encantamientos más famosos con animales. De más está decir que, afortunadamente, la crueldad de algunos hechizos ya no es aceptable en nuestros días.

ENCANTAMIENTOS CON SAPOS

Desde siempre, los sapos han sido asociados con los poderes ocultos. Hace unos nueve mil años, los artesanos moldeaban en piedra y arcilla imágenes de la Diosa Madre con forma de sapo. Los antiguos griegos y romanos creían que estos animales podían predecir o influir sobre el tiempo.

En el siglo primero después de Cristo, el naturalista romano Plinio aconsejaba a los agricultores prevenir las tormentas poniendo vasijas con sapos en sus campos, aunque aclaraba que estos seres estaban llenos de veneno. Dos siglos después, el escritor romano Aelio indicaba que una mezcla de sangre de sapo y vino era un veneno fatal.

En el libro que recoge su peripecia vital, San Cipriano dice que el sapo tiene una fuerza mágica realmente invencible, porque el demonio tiene pacto con él. La razón es que el sapo es la comida que Lucifer da a las almas que están en el Infierno.

En la Edad Media, el sapo era considerado favorito de las brujas, a quienes servía como compañero y fuente de ingredientes de pociones mágicas. La saliva de sapo, por ejemplo, era el componente principal de un preparado para provocar la invisibilidad, y en algunas partes de Europa se pensaba que eran en realidad brujas transformadas.

Se creía que las brujas sentían un particular afecto por estos animalitos y se contaba que los mimaban como a niños y los vestían con sedas de colores y hermosas capas de terciopelo, para luego bautizarlos en el sabat, en el nombre de Satanás.

Posiblemente, la mala imagen del sapo se deba a la fama -infundada- de su veneno, a su apego por los lugares húmedos y a su extraño rostro.

Los hechizos con sapos se efectuaban teniendo en cuenta que el sexo del animal era el mismo que el de la persona que se deseaba encantar.

En Lincolnshire, por ejemplo, si una joven quería enamorar a un hombre tenía que ir a tomar la comunión y mantener el pan en su boca hasta que la misa terminara.

Al salir de la iglesia, había un sapo esperándola. Entonces, debía darle al sapo el pan humedecido para que lo comiera. De esa manera, la próxima vez que encontrara al hombre de sus sueños, éste la pediría en matrimonio.

71. HECHIZO DEL SAPO CON LOS OJOS COSIDOS

Se escoge un sapo de los más grandes. Si el hechizo es para un hombre, el sapo tiene que ser macho. Una vez que el animal está en su poder, debe cojerlo con la mano derecha y pasárselo por debajo del vientre cinco veces, diciendo mentalmente las siguientes palabras:

Sapo sapito, así como yo te paso
por debajo de mi vientre, que
(nombre del ser amado)
no tenga sosiego ni descanso,
mientras no venga a mí de todo
corazón y con todo
su cuerpo, alma y vida.

Dichas estas palabras, se enhebra una aguja de las más finas con una hebrita de seda verde y se cose con ella los párpados del sapo, teniendo cuidado de no lastimarle los ojos, pues de lo contrario la persona a quien se desea hechizar quedará ciega.

Se cose solamente la piel que rodea a los ojos de abajo arriba, a fin de que el sapo quede con los ojos escondidos, pero sin haber sufrido daño alguno.

Éstas eran las recomendaciones del antiguo ritual, pero, a pesar de ellas, estamos seguros de que el animal no se sentirá precisamente cómodo ni resultará fácil realizar la operación indicada. Para evitar cualquier riesgo y obtener los mismos resultados, limítese a presentar sobre cada uno de sus ojos, perpendiculares a la tierra, dos hebras de seda verde de igual medida, mientras recita el siguiente conjuro:

Sapo, por el poder de Lucifer,
el príncipe de Belzebuth,
te até los ojos que es lo que debía hacer
a (nombre de la persona),
para que no tenga ni sosiego ni descanso
en parte alguna del mundo sin mi
compañía y ande ciego para todas las mujeres
(u hombres, según el sexo de la persona a quien
se trata de hechizar). *Véame únicamente a mí*
y en mí sólo tenga su pensamiento.

(Nombre de la persona) *aquí estás*
preso y amarrado sin que veas el Sol
ni la Luna hasta que no me ames.
De aquí no te soltaré, aquí estás
cautivo, preso, así
como lo está este sapo.

Debe colocar el sapo en una olla o cualquier vasija en la que se colocará, también un poco de agua. El líquido debe renovarse todos los días por agua bien fresca.

72. PARA HACERSE AMAR CONTRA LA VOLUNTAD DE LAS PERSONAS Y PARA HACER BODAS

Supongamos que una mujer enamorada desea casarse con su novio o con la persona a quien quiere, aunque no sea su novio, dentro de un breve plazo. Supongamos también que el individuo a quien la mujer quiere para casarse o para unirse a él permanece, no ya solamente frío, sino reacio por cuanto no desea la boda o la unión.

Es posible modificar su querer, y esto es un hecho. Puede hacer que cambie en primer término sus ideas y, luego, sus sentimientos. ¿Cómo? De la siguiente forma:

- Es preciso que consiga un objeto del enamorado o enamorada y lo ate envuelto en la barriga del sapo.
- Después de realizar esta operación, deben atarse los pies del sapo con una cinta roja y meter al animal dentro de una olla. También allí, se coloca tierra mezclada con un poco de leche de vaca.
- Una vez hecho esto, deben pronunciarse las siguientes palabras, teniendo extremo cuidado de colocar el rostro en la boca de la olla:

(Nombre de la persona),
así como tengo este sapo preso
dentro de esta olla, sin que vea el sol
ni la luna, así tú no verás mujer alguna,
ni casada ni soltera ni viuda.
Sólo habrás de fijar tu pensamiento
en mí; y así como este sapo
tiene las piernas amarradas, así se
aprisionen las tuyas y no puedas
dirigirlas sino hacia mi casa.
Y así como este sapo vive dentro
de esta olla, consumido y mortificado,
así vivirás tú, mientras conmigo
no te cases.

Dichas estas palabras, se tapa la olla muy bien tapada para que el sapo no vea la claridad del día. Después, una vez terminado el ritual, saque al sapo de la olla o cazuela y colóquelo en algún lugar donde se sienta más cómodo, un barreño, por ejemplo, y manténgalo allí, hasta que usted haya conseguido su deseo; en ese momento, debe soplar el sapo, quitarle el objeto que rodeó a su barriga, sin hacerle daño, y cuidarlo bien. De otro modo, la persona sufrirá las mismas molestias que el sapo.

Este encantamiento puede realizarse tanto al hombre como a la mujer.

ENCANTAMIENTOS CON MURCIÉLAGOS

El murciélago ha sido uno de los animales que emplearon los magos primitivos para encantar a las personas. Estos son los procedimientos que habitualmente se empleaban.

73. PARA HACERSE AMAR

Supongamos que una mujer desea casarse con una persona determinada lo más brevemente posible. Debe obrar del siguiente modo: consiga un murciélago y pásele por los ojos una aguja enhebrada con un hilo fuerte con sumo cuidado y procurando no lastimar al animal. Una vez realizada esta operación, tanto la aguja como el hilo habrán adquirido fuerzas de hechizo.

Se dan cinco puntos en forma de cruz en un objeto que pertenezca a la persona a quien se quiere encantar y pronunciando las siguientes palabras:

(Nombre de la persona a quien se
quiere encantar), *yo te hechizo
por el poder y la fuerza de Luzbel,
Belzebú y Astaroth, para que tú no
veas ni el sol ni la luna hasta
que no te cases conmigo.
Por tanto, te conjuro lo hagas en el
improrrogable plazo de ocho días,
so pena de apelar a otros hechizos
más poderosos. Luzbel, Belzebú,
Astaroth, confirmad mi deseo y
obligad a* (aquí se dice de nuevo el nombre)
*a que se subyugue en cuerpo y
alma a los míos.*

Ejecutando todo esto y hechizada la persona, no tendrá un minuto de sosiego hasta que no se una a aquella que hizo el hechizo.

Si más adelante se quisiera romper el encantamiento, se deberá quemar el objeto con que se hizo el hechizo.

74. OTRA FÓRMULA CON IGUAL PROPÓSITO

Es necesario en este caso emplear un trozo de tela que haya rozado o estado en contacto con dos murciélagos, macho y hembra, y reducir a cenizas la tela. Se recogen las cenizas y se les agregan unas cuantas gotas de espíritu de sal de amoníaco. Luego, se coloca el preparado en un frasco de cristal de dimensiones cómodas, a fin de que siempre pueda ser llevado en el bolsillo.

Para hechizar a una joven, o cuando ella desee hechizar a un hombre, es suficiente con darle a oler el contenido del frasco.

LECHUZA: OTRO PÁJARO DE MAL AGÜERO

Los romanos llamaban *strix* a las lechuzas, el mismo nombre que le daban a las brujas. Los escritores Ovidio y Plinio la consideraron un pájaro de mal agüero. Creían que el grito de una lechuza anunciaba la muerte.

Se cuenta que cierta vez una lechuza entró volando en un edificio público de Roma, provocando gran alarma entre la población. Todo el lugar fue lavado con agua y azufre para ahuyentar las influencias siniestras.

La asociación de las lechuzas con la brujería se afianzó, notablemente, en la Europa medieval y fue común en la Inglaterra isabelina. Pero las lechuzas suscitaban respuestas emocionales similares en todo el mundo antiguo, debido a sus chillidos penetrantes, sus ojos grandes, el rostro plano y, sobre todo, porque al descender volando silenciosamente para atrapar a sus presas, eran identificadas fácilmente con los malos espíritus.

EL TEMIDO GATO NEGRO

En la imaginería popular es inconcebible una bruja sin su inseparable gato negro, acompañándola en sus correrías. De hecho, éste y otros animales servían como pruebas en los juicios contra las brujas en la Inglaterra del siglo XVII, un hábito que tenía la lamentable consecuencia de echar un velo de sospecha hacia todas las personas que estuvieran muy apegadas a sus animales domésticos. Los amantes de los gatos eran particularmente vulnerables debido a los mitos y las supersticiones que se tejían en torno a los felinos.

Hace unos cuatro mil años, los gatos eran adorados en Egipto como animales sagrados, en los cultos religiosos. En la ciudad de Bubastis, las festividades en honor a Bast, la diosa de cabeza de gato, incluían música, danza y ritos sexuales. El afecto de los egipcios por los gatos se debía, seguramente, al reconocimiento de su función como protectores contra las plagas que atacaban los graneros. Esta adoración era sentida profundamente y cualquier individuo que atentara contra la vida de un gato podía, incluso, ser condenado.

Un relato muy antiguo se refiere a un romano que fue apaleado en Egipto por el populacho, en su propia casa, por haber herido accidentalmente a un gato. En el 523 a. C., los soldados persas planearon la siguiente estrategia para tomar la ciudad de Pelusio: capturaron al menos un centenar de gatos y los sostuvieron delante de sus escudos. Los egipcios prefirieron rendirse sin luchar antes que herir a un solo animalito.

En otras civilizaciones del mundo antiguo los gatos tenían también un significado religioso. Se decía que la diosa Diana asumía una forma felina y, en el norte de Europa, los gatos arrastraban el carro de Freya, la diosa del amor y la belleza.

El advenimiento del cristianismo en Europa puso fin a esta veneración. La Iglesia, que repudiaba cualquier indicio de paganismo, enseñaba que los antiguos animales sagrados eran demonios menores. Al comenzar la caza de brujas, las confesiones forzadas de las supuestas hechiceras fueron usadas para apoyar las exigencias de la Iglesia.

Sathan, un gato blanco con manchas, fue protagonista en el juicio contra Elizabeth Francis en 1566. Sus acusadores declararon que había efectuado muchos servicios mágicos a Elizabeth. El gato había colmado de ovejas sus campos y le había procurado novios. Se

ADIVINACIÓN AMOROSA

Antiguamente se creía que los órganos sexuales de los animales, sobre todo los de los caballos, toros y carneros, estimulaban el impulso sexual. Los adivinos escoceses usaban a veces los omóplatos y testículos de un carnero negro para hacer una adivinación amorosa.

Primero había que quitar toda la carne del hueso sin la ayuda de ningún hierro, porque si un objeto de hierro o de acero la tocaba, perdía su magia. A continuación el mago le pedía al interesado que sostuviera el hueso sobre su hombro en dirección a la extensión más grande de Escocia. Los testículos del carnero se quemaban y en las ascuas encendidas se metía una vara de avellano, después de frotarla sobre la parte ancha del hueso, iluminando así las señales que tenían que responder a las preguntas del interesado.

aseguraba que Sathan había matado a un pretendiente de ella, cuando las relaciones de pareja se tornaron ásperas. Y, según los testimonios, cada vez que Sathan la ayudaba, Elizabeth lo recompensaba con una gota de sangre suya.

En un proceso realizado en 1618, un gato fue acusado de participar en la magia que llevó a la horca a Margaret y Philippa Flower. Margaret confesó haber frotado los guantes de sus víctimas en el vientre de su gato. El destino del gato de Margaret no fue especificado, pero muchos de los animales domésticos de las brujas fueron quemados vivos con ellas.

Los gatos han seducido a través de los tiempos a egipcios, brujos y poetas. Si tiene dudas, deléitese con este poema de Jorge Luis Borges:

No son más silenciosos los espejos
Ni más furtiva el alba aventurera;
Eres, bajo la luna, esa pantera
Que nos es dado divisar de lejos.
Por obra indescifrable de un decreto
Divino, te buscamos vanamente;

Más remoto que el Ganges y el poniente,
Tuya es la soledad, tuyo el secreto.
Tu lomo condesciende a la morosa
Caricia de mi mano. Has admitido,
Desde esa eternidad que ya es olvido,
El amor de la mano recelosa.
En otro tiempo estás. Eres el dueño
De un ámbito cerrado como un sueño.

CAPÍTULO 9

MAGIA
GITANA

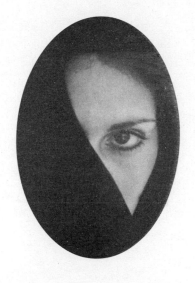

Me dejaron de herencia mis padres,
además de la Luna y el Sol,
una bata cuajada a lunares
que conmigo el mundo recorrió.
Un borrico y un par de panderos,
muchas ganas de no hacer ná,
y talento, pupila y salero
pa poder esta vida arrastrar.
Muy poquita cosa, esa es la verdad,
pero soy dichosa pudiendo cantar.
Soy de la raza calé
que al mundo dicta sus leyes.
Hija de padres gitanos
y llevo sangre de reyes
en la parma de la mano.
Porque soy de la racita calé.
Yo quisiera morirme en la cuna
que al nacer recogió al faraón
y cerrase mis ojos la Luna
y sellara mis labios el Sol.
Yo no envidio de naides la suerte
Soy lo mismo que el pavo real
que orgulloso recibe la muerte
y orgulloso del mundo se va.
Muy poquita cosa, esa es la verdad,
pero soy dichosa pudiendo cantar.
Soy de la raza calé
que al mundo dicta sus leyes.
Hija de padres gitanos
y llevo sangre de reyes
en la parma de la mano.
Porque soy de la racita calé.

Las cosas del querer

El amor tiene gran importancia para el pueblo gitano. Según ellos mismos afirman, los gitanos son unos sentimentales incurables. Por siglos recorrieron el mundo aprendiendo y brindando conocimientos ocultos.

En cuanto al amor, la costumbre de muchos grupos gitanos es arreglar las bodas antes de la pubertad, entre los ocho y los catorce años de edad. Esas uniones son decididas por los padres sin el consentimiento de las partes interesadas. La ceremonia se limita a una simple formalidad y los niños permanecen con sus familias hasta que alcanzan la pubertad. Cuando llega el momento, una segunda ceremonia sella definitivamente la unión.

Estos arreglos matrimoniales son la causa de muchos desamores, desilusiones, romances ocultos y, por supuesto, de los encantamientos mágicos.

75. LLAVE PARA EL CORAZÓN

Se considera de muy buen augurio encontrar una llave. Cualquier clase de llave anuncia buena fortuna, pero especialmente una de tipo antiguo. Cuando casualmente encuentre una, diga las siguientes palabras:

La llave de tu corazón está en el suelo.
La llave de tu corazón la encontré yo,
que por ti muero.
Ahora encierro tu amor junto al mío
y lo guardo para siempre de acuerdo
al destino.

Mientras pronuncia estas palabras, debe pensar en el rostro de la persona amada e imaginarse a los dos viviendo juntos para siempre. Duerma con la llave debajo de su almohada durante nueve noches y llévela consigo durante el día. Luego, guárdela en un lugar seguro.

76. PARA ARRASTRAR A UN AMANTE HACIA USTED

Este hechizo no intenta atraer a una persona determinada a su vida, sino a "alguien". Es para los momentos de soledad en los que tampoco hay demasiado interés en las personas conocidas. No se dicen nombres, pero usted puede especificar qué tipo de persona desea, con sus características físicas y anímicas.

Las dos piedras semipreciosas favoritas de los gitanos son el ámbar y el azabache. Para este encantamiento, lo ideal sería encontrar un trozo de ámbar con un insecto incrustado en su interior. Si no lo consigue, de todas maneras puede usar cualquier tipo de ámbar.

El hechizo debe ser practicado un viernes, y debe ser lo primero que usted haga por la mañana.

Tome la pieza de ámbar y sosténgala en su mano izquierda cerrada. Ponga la mano sobre su corazón, cierre los ojos y concéntrese en el tipo de persona que desea atraer. Imagínela con todos los detalles que pueda: altura, peso, color de ojos y cabello, intereses en la vida, actividades que le gustaría que hiciera. Imagínese con esa persona, caminando juntos, cogidos de la mano.

Ahora bese el ámbar y colóquelo en un pañuelo de seda rosa o rojo y envuélvalo de forma segura. Llévelo con usted todo el tiempo durante los próximos siete días, durmiendo inclusive con el ámbar debajo de su almohada. Cada mañana repita todo, visualizando y sosteniendo la piedra, pero sin sacarla de su envoltura.

Alrededor del séptimo día encontrará a alguien muy parecido a la persona que desea hallar.

77. PARA CONVERTIRSE EN UNA PERSONA DESEABLE

Este hechizo debe hacerse el 1º de mayo.

Súbase a la cima de un árbol y arranque una rama de aproximadamente siete centímetros de largo. Llévela con usted cuando baje.

Con la parte que estaba unida al árbol haga un círculo en la tierra en el lado Este del árbol. El círculo debe tener aproximadamente medio metro de diámetro.

Póngase de pie en el círculo mirando al Este y, sosteniendo la varita sobre su cabeza, diga lo siguiente:

> *Opré the rooker, adré the vesh*
> *Si chiriklo ta chirikli;*
> *Telé the rook, adré the vesh*
> *Si pirammo ta piramni.*

(La traducción de este encantamiento gitano sería: *Sobre los árboles, entre las ramas, hay pájaros hembras y pájaros machos. Debajo de los árboles y entre las ramas hay dulces corazones masculinos y femeninos).*

Luego golpee la rama en el suelo, tirándola en el medio del círculo. Retírese del lugar sin mirar atrás.

78. PARA HACER QUE ALGUIEN PIENSE EN USTED

Para este hechizo necesita un espejito, como el que utilizan las mujeres para maquillarse.

Coja una fotografía suya y póngala detrás del espejo. Luego coja una fotografía de la persona que quiere que piense en usted y colóquela boca abajo frente al espejo (de esta manera las dos fotografías se estarán mirando con el espejo entre ellas).

Envuelva los tres elementos en una pieza de papel o tela roja y átelos con un hilo o cinta adhesiva de manera que quede bien seguro y que las fotografías no puedan moverse.

Vaya a la casa de la persona que quiere que piense en usted y esconda el paquete en algún lugar que no pueda ser descubierto, como por ejemplo entre las maderas de los techos.

Algunos gitanos sostienen que no es necesario llevar el paquete a la casa de la persona. Afirman que el hechizo se logra con el solo hecho de tener las fotos enfrentadas y el espejo en el medio. Sin embargo, otros opinan que llevarlo a la casa de quien se desea es imprescindible. La decisión es de quien lleva a cabo el encantamiento.

79. PARA ELEGIR A UN CANDIDATO

Cuando hay varios candidatos/as interesados en su persona, puede hacer el siguiente encantamiento para saber cuál elegir.

Antes de irse a dormir escriba los nombres de los pretendientes en dos trozos separados de papel y colóquelos debajo de su almohada. Cuando vaya a acostarse (ya con la luz apagada), permanezca con los ojos cerrados y concéntrese en cada uno de ellos. Deslice una mano debajo de la almohada y saque uno de los trozos de papel. Sin mirarlo, tírelo al suelo, a un lado de la cama.

Por la mañana, deslice nuevamente la mano debajo de la almohada y coja la otra pieza de papel. También tírelo al suelo sin mirarlo. El que haya quedado más cerca de la cabecera de la cama es el mejor candidato. Puede hacerlo con más de dos pretendientes, descartando uno cada vez hasta que quede uno solo al final.

Una variación de este hechizo dice que si es una chica la que lo practica, puede anotar en un mismo papel a todos sus pretendientes, ponérselo en el sujetador y dormir con él. Soñará con el hombre adecuado esa noche.

80. PARA QUE SU AMANTE VENGA A TRAVÉS DE LOS MARES

No hay nada más triste que estar separado de la persona amada. Este hechizo es excelente para acelerar los encuentros.

Tome una cáscara de nuez y hágale un pequeño agujerito cerca de la punta. Atraviese por ese agujero un hilo rojo y hágale un buen nudo para que no se salga. Llene un cubo con agua y ponga a flotar en él la cáscara de nuez.

Sostenga la punta del hilo con sus dedos, como si arrastrara un barquito y diga:

Ven a mí por mar y tierra.
Regresa pronto a mi lado,
por el amor de Gana, ven, mi amado,
que estaremos juntos por la vida eterna.

Enrolle el hilo en su dedo índice y meta su mano en el agua, agitándola suavemente mientras mueve el hilo.

Repita la rima tres veces. Saque la cáscara del agua, desenrolle el hilo de su dedo y póngalo dentro de ella.

Por último, queme la cáscara en la puerta de su casa. Esto atraerá a su amante hasta allí.

81. PARA QUE EL MARIDO Y LA ESPOSA SE MANTENGAN UNIDOS

Encuentre una huella clara y definida que haya dejado su marido (o esposa) y cuidadosamente coja la tierra o arena de donde la haya dejado. Coloque la tierra en un tiesto, agregando más si es necesario. Plante una flor de caléndula, que a partir de ese momento deberá cuidar y nutrir.

Cada vez que florezca, también lo hará el matrimonio.

Este hechizo en particular proviene de los gitanos asentados en el sudoeste de Inglaterra. Los del norte de Inglaterra sostienen que en el tiesto debería agregarse tierra que haya pisado el cónyuge que practica el encantamiento.

82. PARA MANTENER UNIDA A LA PAREJA

Este encantamiento puede ser hecho tanto por la mujer como por el hombre de la pareja, e inclusive pueden hacerlo los dos juntos si lo desean.

Coja un puñado de hierba y sosténgalo en su boca, entre los labios, de manera que asome un extremo. Colóquese mirando hacia el Este y arrodíllese. Piense en su amante durante algunos momentos; Coja la hierba con su mano izquierda, sosténgalo en alto y diga:

Cuando el Sol aparezca, mi amor estará
a mi lado.

Póngase nuevamente la hierba en la boca. Diríjase hacia el Oeste y arrodíllese una vez más. Piense en su amor, sostenga el pasto con la mano derecha, levántela y diga:

Cuando el Sol se ponga, nosotros seguiremos juntos.

Vuelva a poner la hierba en su boca. Póngase de cara al Norte y piense en ustedes dos juntos. Sáquese el pasto de la boca.

Use esa hierba en alguna comida que ingieran los dos juntos.

83. PARA RECONCILIARSE CON LA PAREJA

Este hechizo es efectivo si hubo una discusión, aunque sea una pequeñez, entre los miembros de una pareja.

Adquiera una manzana bien roja y grande. Córtela a lo ancho, es decir, no desde el cabo hasta la base, sino horizontalmente. Despues coja dos clavos: uno le representará a usted y el otro a su pareja. Sosténgalos uno en cada mano y concéntrese por algunos momentos en el verdadero amor que siente por la otra persona.

Ahora clave uno de ellos en cada una de las superficies de la manzana. Una las dos partes nuevamente, clavando un mondadientes para mantenerlas unidas. Lleve la manzana a las orillas de un río, arroyo o lago y arrójela mientras dice:

Gana, reúnenos.
Así como la manzana fue reunida
Danos la dulzura del amor y la vida
Y aleja de nosotros la desarmonía.
Que quedemos limpios de
ella para siempre.

PIEDRAS GITANAS

En las diferentes tribus gitanas existe una variedad de supersticiones vinculadas con el uso de hierbas y piedras en relación al amor

• *Ágata:* Si se pone esta piedra en el pecho izquierdo de una mujer que duerme, ella se despertará y dirá la verdad sobre si ama o no al hombre que duerme con ella.

• *Amatista*: Su uso más generalizado es curar las borracheras, pero la amatista también es una piedra de amor. Trabaja atrayendo a una mujer hacia el hombre que la usa.

• *Ámbar:* Es una panacea para los asuntos del corazón. Se dice que en una noche de Luna llena se debe mirar a través de ella y se descubrirá el rostro del amor verdadero.

• *Ámbar gris*: Es una secreción de la ballena y es un ingrediente que puede encontrarse en muchos perfumes. Resulta muy poderoso para atraer a un hombre.

• *Berilio*: Llevada en el cuello o en un brazalete, esta piedra renueva cada día el amor del matrimonio.

• *Esmeralda*: Si sospecha que su amor le es infiel, póngase una esmeralda y él o ella dirá la verdad.

HIERBAS GITANAS

• *Angélica*: Si sospecha que está siendo embrujado para caer en las redes amorosas de otra persona, puede protegerse del hechizo con la planta llamada angélica. Simplemente debe poner siete hojas en una pequeña bolsita de seda y colocarla en una cadena alrededor del cuello, lo más cerca posible de su corazón.

• *Carbón mineral*: Es un amuleto de la buena fortuna, que muchas veces se emplea en los hechizos de amor.

• *Clavo de olor*: Es considerado un símbolo de fertilidad.

- *Coriandro*: Las semillas se usan en encantamientos amorosos.

- *Espárrago*: Es un afrodisíaco. Mejor que la planta en sí misma son sus raíces, que deben ser hervidas en vino y tomadas durante siete mañanas en ayunas. Acentúa la lujuria de quien la bebe.

- *Habas*: Los gitanos suelen llevarlas en el bolsillo cuando piensan hacer el amor.

- *Jazmín*: Un masaje con aceite de jazmín cura la frigidez y la impotencia.

- *Nuez*: Es un símbolo antiguo de la fertilidad. En el saber popular gitano tiene un cariz fálico.

- *Zanahoria*: Uno de los afrodisíacos considerados más poderosos. Si se corta bien fina y se sirve con vino, se dice que exalta el deseo de los amantes.

CAPÍTULO 10

HECHIZOS HINDÚES

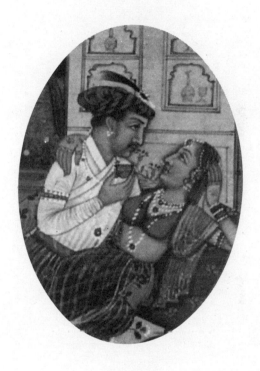

os célebres creadores del Kama Sutra, los hindúes, otorgan una importancia especial al amor y a la sexualidad. Para ellos, todo esto forma parte de su vida religiosa y son los dioses quienes deciden lo que ocurrirá en el futuro. Por eso sus invocaciones de amor son muy reiterativas y, además, muy poéticas.

84. RITO Y PLEGARIA PARA ENCONTRAR ESPOSA

En la populosa India ocurre lo mismo que en cualquier lugar del mundo: el hombre solitario desea encontrar a la mujer de su vida. Cuando no encuentra a la que había soñado, en vez de amargarse o renunciar a la felicidad, se refugia en su religión, que contempla esta situación y casi todas las de la vida cotidiana.

Existe un antiquísimo rito al que un hombre debe aferrarse punto por punto si no quiere sufrir rechazo.

En primer término, debe moverlo un sentimiento puro. Para cumplir con el ritual, ante todo tiene que aprender una plegaria especial, bastante larga y que tiene el encanto de un poema:

¡Oh, Indra! Tal como Avins entregó
a Surya a Savitar por esposa,
así los dioses ordenan, ¡Oh, Indra!,
que con el gancho de oro
de tu poder me depares una esposa
como la que he soñado y por la que
aquí te ruego: ella debe ser de rostro
dulce y agradable como la Luna,
ojos brillantes y claros como los del
cervatillo, nariz delicada como la flor
de sésamo, dientes como perlas,
orejas pequeñas y exquisitamente
formadas, tal como el mar modela
la belleza de sus caracolas.
Su cuello será suave como la piel
del gamo recién nacido. Su labio inferior

debe ser rojo y excitante como
la amapola, sus cabellos, negros
cual el ala del kokila, y su piel, de brillo tan purísimo co-
mo el de la flor del loto.
La pido con pies y manos leves
y tiernos cual capullo de rosa temprana.
De vientre pequeño, con la
región umbilical cóncava y cuyas
formas, por encima de la cadera,
sean amplias y generosas.
Con piernas bien proporcionadas y
graciosas, y que en su andar exprese ser
reina o Diosa. Que tenga la dulce
voz del ruiseñor.
Así te la pido, ¡Oh, Indra!, con todo
el fuego de mi alma, con la sed
del sediento que atraviesa el desierto,
divisando en lontananza la dulce
imagen de un amor perfecto.

Según el rito, esta preciosa oración tendrá que ser ofrecida a Indra en dos oportunidades. Una, el primer día en que la Luna entre en cuarto creciente. La otra, en el segundo día de la Luna llena.

Además, el interesado deberá repetir siete veces, en cada oportunidad, la maravillosa plegaria. Siempre con sentimiento puro y devoto.

85. RITO PARA LA MUJER QUE QUIERE SER HERMOSA

En el templo de Chenna-Kevasa puede verse, esculpida en piedra, la figura de una mujer cubierta de joyas. Tiene un espejo en la mano, con la ayuda del cual corrige su tocado.

Se trata de una escultura antiquísima, pero aunque está en la fachada de un templo no representa a una deidad: es simplemente el símbolo de la mujer con su natural anhelo de aparecer lo más hermosa posible ante el ser amado.

Hoy, tanto en Oriente como en Occidente existen tratamientos y artificios que permiten lograr la ansiada belleza. Pero en la India no todas las mujeres se contentan con eso. Cuando alguna de ellas aspira a una mayor perfección física, acude a su religión, segura de obtener la deseada hermosura sin valerse de cosméticos.

El rito es el siguiente: en el primer día de la Luna en cuarto creciente comienza un régimen alimenticio vegetariano muy severo. Sólo puede comer verduras y frutas frescas. Por la noche durante nueve días, debe bañarse con agua de una fuente perfumada con sándalo. Luego, vestida con un sari o una túnica color celeste cielo, ofrece su cuerpo a Krishna -Dios de la belleza y el amor- y le dirige siete veces la siguiente plegaria:

¡Oh, Krishna, que tanto amas la belleza!
Postrada a tus pies de loto,
atormentada por el deseo de ser bella
para ti,
¡Oh, Krishna!, y para el hombre que
amo, haz que en mi rostro
se refleje la belleza del amor que
Tú me inspiras.
Haz mis senos turgentes y duros
cual el fruto que produce la palmera.
Haz que mis labios florezcan como
flores de Kashmir,
que en mis ojos de gacela se refleje Tu luz.
¡Oh, Krishna! Hazme semejante a Radha,
aquella bienamada, de belleza infinita,
de gracia y amor pleno.
Te lo pido así para que mi amante sienta
el placer que Radha te ha inspirado.
¡Oh, Krishna!

86. CONJUROS DE LAS QUE QUIEREN CASARSE

Las jóvenes hindúes que desean encontrar novio se reúnen en grupo y puede vérselas en las noches de Luna llena descalzas, vestidas de blanco, con los cabellos sueltos y perfumados, dando vueltas alrededor de una higuera. Mientras hacen su ronda, recitan en voz alta:

¡Oh, Shiva! ¡Oh, Parvati! Mil amaneceres he
llorado mi soledad.
Mil noches ha oído Chandra
(la Luna) mis quejas.
Y el enamorado no llega...
Con mi negro cabello flotando suelto en mis
manos, mis ojos y mis labios temblando
un beso, y el esperado no llega...
Me he soñado en sus brazos, percibiendo
el calor de su cuerpo unido a mí como la
cincha al caballo,
como la enredadera al árbol,
y el soñado no llega...
Vibrando de pasión, he recorrido
el oscuro sendero en busca del ausente.
¡De nada sirven mi hermosura ni mi
esplendorosa juventud,
si el esperado no llega!
¡Oh, Creador, que sostienes la Tierra
y los planetas!
¡Oh, Shiva! ¡Oh, Parvati!
No prolonguéis más mi soledad.
Ordenad que esta insaciable sed de
amor sea satisfecha.

Las jóvenes hacen este conjuro tres noches seguidas de Luna llena, siempre dando vueltas alrededor de una
higuera.

87. OTRO CONJURO CON EL MISMO OBJETO

En el distrito de Kanagra existe una encantadora costumbre que practican las chicas en primavera. La llaman "la
feria de Ralí". Ralí es una imagen de Shiva o de Parvati.

La celebración se lleva a cabo entre los meses de
marzo y abril. Una mañana de marzo, todas las jovencitas de
la región tiran en un determinado lugar ramilletes de hierbas
y flores. Como las jovencitas suelen ser muchas, no tarda en
formarse un montón.

Después lo rodean en círculo y entonan su plegaria
(la misma que para el conjuro anterior), con la certeza de

que la ceremonia las ayudará a encontrar un marido que las hará felices.

Este rito primaveral debe repetirse diez días seguidos, al cabo de los cuales el montón de hierbas y flores llega a ser bastante alto. Entonces las jóvenes eligen en el bosque dos ramas con tres ramificaciones cada una, que colocan boca abajo sobre el montón a modo de mesita de tres patas. Encima de la "mesita" ponen una imagen de Shiva y en la otra, una de Parvati (son imágenes que compran allí mismo, en la feria). Luego proceden a casarlas.

El insólito casamiento es celebrado por las mismas chicas, que para ello se han dividido en dos grupos: uno en nombre de Shiva y el otro en el de Parvati. Cumplen el rito nupcial minuciosamente, con todo fervor y respeto, porque además de ser sagrado, refleja lo que ellas desean para sí mismas.

En esta fiesta, eminentemente popular, no falta el banquete de bodas. Lo preparan las chicas, y los gastos corren por cuenta de sus padres.

88. CONTRA EL HECHIZO DE UNA RIVAL

Este hechizo es para la mujer afligida porque una rival le está robando el corazón de su amado mediante conjuros o ritos.

Esos hechizos pueden romperse con la ayuda de una planta especial, llamada *Arundhati*. La venden en los bazares, ya preparada para este fin.

La operación se realiza en noches de Luna llena, cuando aparece en el firmamento con mayor brillo. La mujer, vestida con túnica o sari rojo, ajustado en la cintura por un cordón rojo con siete nudos y sosteniendo en sus manos la misteriosa planta, pronuncia siete veces el siguiente conjuro:

¡Oh, planta! ¡Oh, Arundhati! Con tus hojas
tan erectas y tan llenas de belleza permite que
(se pronuncia siete veces el nombre
del ser amado) *sea para mí.*
Haz que mi rival desaparezca de mi vida.
Usa todo tu poder y que los

Dioses te ayuden.
¡Oh, hierba, hierba que estás poseída
de grandes poderes para derribar a mi rival!
Da poderes para que yo obtenga nuevamente
el amor del hombre que amo.
Tú, ¡oh, planta de valor maravilloso! Podrás
desterrar y confundir a la mujer que me
robó su cariño. Tú actuarás, a cualquier
distancia y contra todos sus deseos.
Por el Dios del amor te imploro,
¡oh, planta!, que con certera flecha en el corazón
de la usurpadora mates, si lo hay, el
amor hacia él.
Te imploro que rompas el hechizo,
si lo hay, en el hombre que amo.
Protégelo de la maldad y del poder de los filtros.
Que su voluntad sea dominada solamente
para el bien. Que ningún poder mágico
lo aleje de mí.
Yo estoy llena de amor para él. ¡Oh,
planta! Tú lo sabes.
¡Oh, Arundhati, plena de virtudes!

Las creyentes están convencidas de que la planta, instrumento de los dioses, hará el milagro si el conjuro encierra un pedido noble, justo y verdadero.

89. INVOCACIÓN DE LA QUE DESEA SER MADRE

Como una flecha depositada en el carcaj,
así el germen de mi señor entre en mi seno
y en el noveno mes nazca de él mi hijo.
Que la simiente de la vida, ¡Oh, Agni! ¡Oh,
Varuna!, prenda en mi vientre.
Que del fuego y del agua se forme la criatura.
Que mi deseo y el de mi señor sean fecundos
y el palpitar de una nueva vida ocupe mis días
y alegre mis noches.
Que nazca pleno de sabiduría, y que en
la luz de sus ojos os vea,
¡Oh, Agni! ¡Oh, Varuna!

Tal es la oración que la mujer estéril debe dirigirle a Agni, dios del fuego, y a Varuna, dios de las aguas, cuando desea que su hogar reciba la bendición de un hijo.

La súplica será atendida si cumple con los siguientes requisitos:

1. Amar sinceramente a su marido.

2. Elegir, para comenzar, la primera noche de la Luna en cuarto creciente. Esa noche debe cortar siete ramas de un árbol frutal en flor, macerar las varas y frotarse el vientre con su savia.

3. En las tres noches siguientes tiene que pronunciar la oración, repitiéndola catorce veces por noche.

Una tradición asegura que este rito surgió hace casi tres mil años, en los comienzos de la religión brahmánica. Vivía en ese entonces un poderoso señor llamado Janaka, que tenía muchas mujeres en su harén.

Sólo una de ellas, la joven Usha, le amaba verdaderamente. Janaka la había convertido en su favorita y Usha, que no ambicionaba joyas ni honores, deseaba una sola cosa: poder darle un hijo varón a su amo y señor. También él lo deseaba, pero como el hijo no llegaba, comprendió que se acercaba el momento de relegar a la estéril y buscar una nueva favorita capaz de concebir.

Pero la madre de Janaka no podía permitir que una desdicha tan grande cayera sobre la joven Usha, la única que quería de veras a su Janaka. A ella, en su juventud, le había ocurrido lo mismo. Su vientre no fructificaba, era como la arena reseca del desierto donde la simiente no germina. Y la había salvado un viejo brahmán, un santo que le había enseñado la sagrada fórmula.

Fue ella quien le transmitió el secreto a Usha, y hasta el día de hoy sigue practicándose el rito de generación en generación.

90. EL RITO DE LA VIRILIDAD

El hombre que desee conservar y acrecentar su virilidad podrá lograrlo mediante una fórmula en la que se suman la medicina y las prácticas religiosas.

Todo lo deberá llevar a cabo durante los tres primeros días de Luna en cuarto creciente. Son tres días en los que deberá eliminar cualquier alimento de origen animal y seguir una dieta rica en cereales (avena, maíz, centeno, etcétera).

También necesitará beber un vaso de una infusión preparada con agua, en la que habrá hervido durante una hora una combinación de vegetales llamados *macuna, prucitus y raíz de feronia elephantum*. La beberá de noche y tardará en hacerlo el tiempo que le lleve recitar siete veces la siguiente oración:

> *Bebo este filtro de la virilidad. Tú,*
> *hierba potente sembrada por Varuna.*
> *Ella me dará la fuerza que busco.*
> *¡Oh, Indra!, dame ese poder material.*
> *¡Oh, Agni!, dame tu calor. ¡Oh,*
> *Brahmanaspati!, tú que tornas al*
> *débil en vigoroso, que devuelves la*
> *salud al enfermo, infunde en mí*
> *el vigor de la gacela macho,*
> *otórgame el poder viril del toro.*
> *Y que la fecundidad de*
> *mi cuerpo prenda en el vientre*
> *de la mujer que amo.*

Deberá hacer esto durante tres noches consecutivas de Luna en cuarto creciente.

Al parecer, el ritual para la virilidad proviene de un mito sobre el origen del universo. Cuenta la mitología que allá en los tiempos de la formación de los mundos, un ser poderoso llamado Akasa distribuía su vigor orgánico y su magnetismo en los astros y en los seres que evolucionaban y se desarrollaban en cada uno.

Akasa cumplió con su cometido durante incontables milenios. Pero orgulloso de su fuerza, la que suponía inagotable, se rebeló un día contra los dioses. Estos, irritados, le transformaron en un hombre y le abandonaron en la Tierra, sujetándolo, como a todos, a la ley de las reencarnaciones.

Su fuerza y su virilidad fueron menguando lastimosamente en cada reencarnación, pero sus largos sufrimientos llegaron a ennoblecer en tal forma su espíritu, que mereció el perdón de los dioses. Para demostrárselo, le enseñaron las virtudes de las tres plantas y la forma adecuada de emplearlas.

Desde entonces, los hombres tuvieron a su alcance una fórmula mágico-religiosa que les permite proteger y acrecentar su masculinidad.

91. PARA SER AMADO APASIONADAMENTE

Este ritual es indicado para un hombre que no consigue despertar el amor de la mujer que desea.

Está permitido para él acudir a sus dioses, que no exigen de los mortales ni celibato ni ascetismo. Admiten que un hombre casado recurra a ellos cuando su esposa se muestra sexualmente fría o, si es soltero, cuando la mujer a la que desea convertir en su esposa le trata con indiferencia.

Pero para que los dioses escuchen, es necesario que sus sentimientos sean puros y de verdadero amor. Es necesario que tras el ansia de posesión de la mujer amada, exista la noble intención de crear hijos en ella, de protegerla y de llevarla a un mundo de ensueño y ternura.

Sólo cuando el hombre esté seguro de que la calidad de sus deseos es tal que puede satisfacer a las deidades, sabrá que será escuchado.

El rito se inicia el primer día de Luna en cuarto creciente. Para el interesado ese día será de ayuno. Y los tres días siguientes serán de abstinencia sexual.

Eleve su súplica la primera noche y, mientras lo hace, mire fijamente a la Luna. La mujer amada puede acompañarle y escuchar su oración, que es la siguiente:

Con la poderosa flecha del amor
taladro tu corazón, ¡Oh, mujer!
Amor, fuente de felicidad.
Beberás en ella hasta saciarte.
Como flecha volando recta hacia

el blanco, es mi firme deseo amarte.
¡Oh, Mitra! ¡Oh, Varuna!
Ayudadme a vencer su resistencia.
Yo solamente anhelo manejar
la voluntad de mi amada e
influir sobre su corazón y su mente.
¡Oh, Mitra! ¡Oh, Varuna!
Concededme la gracia de su amor.
Que su espíritu, ansioso de mí,
vuele al regazo del ser que la ama.
Sólo yo podré satisfacer
sus anhelos y sus sueños.
Que sólo de mí conciba el hijo deseado.

Mitra, genio del Fuego y del Sol, es el más activo y previsor de los paladines del bien en la mitología hindú. Se dice que si después de haber logrado el amor que pretendía, el hombre traiciona su juramento, los dioses le castigarán.

92. PARA CALMAR LOS CELOS O LA PASIÓN DE UN HOMBRE

Las *devadasi* (bailarinas del templo) son una especie de sacerdotisas que emplean el lenguaje de la danza para rezar a los dioses.

En tiempos remotos, una niña llamada Radharani fue entregada por sus padres para que aprendiera esas danzas hasta ser una *devadasi*. La niña creció en esa atmósfera mística, feliz con sus dos amores: el de sus bailes y el de sus dioses. Nada sabía del amor humano ni podía saberlo, puesto que vivía absorta en la vida espiritual.

La paz de Radharani fue perturbada un día. Tenía entonces veinte años cuando un joven brahmán se enamoró de ella, que lo veía sufrir sin poder remediarlo.

Poco después apareció un segundo enamorado que, al ser rechazado, empezó a atormentarla con celos morbosos, sospechando que ella amaba al brahmán. Condolida por haber despertado esas pasiones que no podía corresponder, en medio de su penar sintió nacer en lo más íntimo de su espíritu una plegaria dirigida a Shiva, para que aplacara los celos y las pasiones en los hombres.

En la India de hoy, la mujer que desea librarse de los celos o de la pasión de un hombre, eleva esa plegaria. Debe repetirla siete veces ante una imagen de Shiva, los martes y viernes, después de haberse puesto al Sol, vestida con una túnica o sari color naranja. La plegaria dice:

¡Oh, señor Shiva! Como el viento
hace volar al fuego, así tú haz volar
la pasión del alma de los hombres.
Como el agua cristalina de la fuente
apaga la sed, así tú,
¡Oh, Shiva!, apaga el sufrimiento de
estos hombres.
Destruye sus celos, deja que en
ellos penetre tu luz y cólmalos de paz.
Arranca de sus corazones la
angustia que sienten por la
que nunca será de ninguno de ellos.
Otórgales el beneficio de tu bendición.
¡Oh, Shiva, salva sus almas!

93. PARA LA MUJER QUE DESEA SER INTENSAMENTE AMADA

En principio, debe aprender de memoria la siguiente plegaria:

La pasión que siento por (el nombre
del hombre amado)
me hace llegar hasta ti, ¡oh, Agni,
Dios del fuego!
Ordena que ese hombre sea para mí.
Haz que me desee como nunca ha
deseado a mujer alguna.
Haz que mi amor llegue a él,
prendiendo en su espíritu,

dulcificando su rostro y encendiendo
en sus ojos la luz de la pasión.
Haz que su fuego me consuma.
Ordena, ¡Oh, Agni!, que él sea para mí,
que su deseo me queme.
Por el poder y las leyes de Varuna,
yo invoco la ardiente fuerza
del amor, el deseo y el ansia de
unir nuestras vidas.
Ardiente fuerza que los dioses
han creado y que ningún
agua arrasa ni destruye.
Indra ha cubierto el cielo con la fuerza
del amor y Varuna ha llenado
las aguas con la fuerza del amor.
Ayúdanos a sumirnos juntos,
purificando nuestras almas,
en el agua divina de Varuna.
Y que el fuego de la pasión
correspondida se eleve hasta ti.
¡Oh, Agni, Dios de todos los fuegos!
¡Dios de los cuerpos consumidos
en el holocausto del amor!

Este ritual, con la plegaria incluida, debe llevarse a cabo un viernes y requiere una concentración extrema.

Mientras la mujer pronuncia la plegaria, debe tejer y destejer una trenza formada por tres cintas de color rojo. Debe hacerlo siete veces seguidas. El último trenzado, debe finalizarlo con un nudo.

Todo esto tiene que hacerlo mientras piensa firmemente en el poder de su amor, que vencerá toda resistencia.

El rito debe hacerse semana tras semana, siempre en viernes. Todas las veces, al concluir, guardará el cinturón en un lugar oculto de su casa. Cuando haya logrado lo que anhelaba, seguirá cumpliendo el ritual siete veces más.

SECRETOS HINDÚES

En el Kama Sutra se recomienda a los hombres untar su pene con berenjena y mango para que resulte irresistible a las mujeres.

Un afrodisíaco recomendado en esta tierra es carne de una ternera blanca cocinada en la leche de su madre. Se supone que esta comida otorga un inusual vigor sexual.

Las semillas de almizcle, de olor dulzón, se preparaban tradicionalmente en tintura, combinadas con jazmín, y servían para ungir a las novias hindúes en su noche de bodas. Con esto se garantizaba ser tratada por su amante con dulzura y mucha pasión.

Tanto la leche de coco como los granos secos de coco han sido utilizados en los filtros amorosos hindúes, mientras que el ponche que se obtiene con las palmeras se da a las jóvenes que intentan concebir, como un sustituto del café.

El coco y la palmera, que dan fruto en cualquier estación y a menudo siguen dando fruto a través de cien años, se consideran como árboles extraordinariamente fértiles.

Otro de los afrodisíacos preferidos de los hindúes es el llamado "Bhang". Está compuesto por hojas de cáñamo, que a veces se mastican para obtener un "viaje" largo y distendido. Se dice que el efecto de esta poción no es diferente del hachís.

CAPÍTULO 11

HECHIZOS MEDIEVALES

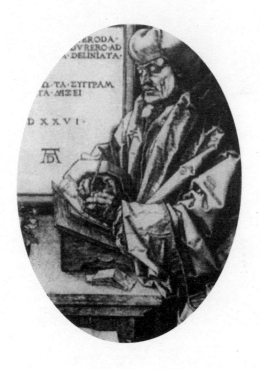

Muchas recetas de hechizos de la Edad Media no son nada agradables. La mayoría de ellos lleva partes de animales como ingrediente principal.

Algunos brujos de esa época afirmaban que no hay en la magia elementos tan poderosos como la carne y la sangre humanas, especialmente si pertenecieron a alguien que tuvo una muerte violenta. Según ellos, la agonía, el odio y el miedo del moribundo quedan impregnados en sus restos corporales.

Un filtro amoroso inglés del siglo XIII se hacía combinando ingredientes tales como el dedo índice de la mano izquierda de un ahorcado, arrancado mientras aún está caliente, mezclado con ajenjo. Se suponía que bebiendo esa desagradable pócima se lograría un amor supremo.

Por supuesto que no todos los encantamientos eran de este tenor, pero pocos son recomendables para hacer en nuestros días.

Estos hechizos tenían un carácter absolutamente secreto y prohibido, ya que la Inquisición podía aparecer en cualquier momento y condenar a la hoguera a quien encontrase practicando cualquier forma de hechicería.

94. RECETA PARA HACERSE AMAR POR LAS MUJERES

Ante todo conviene estudiar, por poco que sea, el carácter o genio de la mujer que se quiere conquistar, y dirigir y regular la forma de conducta con arreglo al resultado que se ha obtenido de dicho conocimiento.

Será útil recomendar, conforme a los medios con los que cuenta, un traje, si no elegante o rico, por lo menos de una limpieza irreprochable. Hay que advertir que esta limpieza no sólo se requiere para la ropa, sino también para todo el cuerpo.

Observada esta primera condición, seis meses después se toma el corazón de una paloma virgen y se lo hace tragar a una culebra. Al cabo de más o menos tiempo la culebra morirá. Es el momento de tostar su cabeza sobre una chapa caliente a fuego lento, hasta que se reduzca a polvo, machacándola después de haberla mezclado con algunas gotas de láudano.

Cuando se quiera usar esta receta, es necesario frotarse las manos con una parte de esta preparación.

95. RECETA PARA HACERSE AMAR POR LOS HOMBRES

Frote sus manos con la anterior receta y, además, practique lo siguiente:

- Procure conseguir del hombre que escoja una moneda, medalla, alfiler o cualquier otro objeto o trozo de objeto, siempre que sea de plata, que él haya llevado consigo por espacio de veinticuatro horas por lo menos. Aproxímese al hombre elegido teniendo ese objeto en la mano derecha y ofrézcale con la otra una copa de vino. Pero no es vino solo: en el fondo de la copa debe haberse disuelto previamente una bolita del tamaño de un grano de mijo de la siguiente composición: una cabeza de águila, un dedal de simiente de cáñamo, dos gotas de láudano y seis gotas de su propia sangre, tomadas de la menstruación del mismo mes.

- Cuando el individuo haya bebido la copa de vino con esta mixtura, amará forzosamente a la mujer que se la haya dado. Los efectos del hechizo pueden renovarse una vez al año.

96. PARA QUE UN AMANTE REGRESE

Pincharse cuidadosamente con una aguja la piel del cuerpo, por encima del corazón. Escribir con sangre sobre un trozo limpio de seda blanca el propio nombre y el del amante, con las letras más diminutas que sea capaz de emplear. Trazar, ahora con cenizas, un círculo alrededor de los nombres. Doblar la seda y, despues de ver la estrella de la noche, enterrarla.

En cuanto esté enterrada, puede esperar que su amante no tenga paz hasta que venga a verla y excusarse. Pero no le hable a nadie del hechizo, pues en ese caso no funcionará, e incluso podría ponerlo a él permanentemente en su contra.

97. PARA CONVERTIR A UNA MUJER EN SU ESCLAVA

Coja un trozo de pergamino fresco y dibuje en él tres círculos concéntricos. Con una pluma de ave untada en cenizas escriba el nombre de la mujer que desea en el centro de los círculos.

Con un bolígrafo de tinta roja trace siete estrellas dentro del círculo más cercano al nombre de ella, en puntos equidistantes uno de otro.

En el siguiente círculo, trace con el mismo bolígrafo siete ojos abiertos, con las pupilas dibujadas, también en puntos equidistantes.

En el círculo exterior, trace del mismo modo siete cuartos de Luna con la punta hacia el Oeste.

Doble ahora el pergamino por la mitad, otra vez por la mitad y salga con él a la intemperie. Lleve una vela negra y una herradura de hierro.

En un prado o un jardín, coloque la vela en el suelo y enciéndala. Arrodíllese delante de la vela y, sosteniendo la herradura hacia la Luna con la mano izquierda, queme el pergamino en la llama de la vela.

Mientras lo hace debe gritar el siguiente encantamiento:

*Señor de la noche, la Luna y las
estrellas, ojo que todo lo ve,
escúchame.
Gran Lucifer, Belcebú,
y todos los ángeles caídos de la esfera,
escuchadme.
Os mando que vengáis a este lugar
y me escuchéis.
Conseguid esta mujer* (decir su nombre)

y traédmela, traedla a mí,
tomad en su alma y dádmela.
Señor de la noche, gran Lucifer,
haz lo que ordeno
o te maldeciré con los ángeles y la luz
eterna del cielo.

Repita después el encantamiento, coja algunas cenizas del pergamino quemado y trace con ellas una cruz sobre su propio corazón. Entierre la herradura y la vela en el sitio en que se ha arrodillado y, pensando en el rostro de la mujer, regrese a casa y acuéstese.

Pasados dos días de hecho el encantamiento, la mujer irá cautiva a sus brazos.

98. FILTRO PARA HACER DURADERA LA PASIÓN

Mezcle unas gotas de sangre de su dedo anular derecho, sudor, belladona y cenizas de hibisco; moje todo con aceite de semillas de girasol y en el último instante añada una pequeñísima cantidad de cantáridas.

Esta poción debe mantenerse en la oscuridad durante siete días y siete noches (de viernes a viernes); cada día, a medianoche, se deben pronunciar con gran convicción e intensidad las invocaciones. Durante un día de fiesta se suministran siete gotas de este filtro mezcladas con un vaso de vino fuerte.

99. FILTRO AFRODISÍACO

Este hechizo tiene su origen en el siglo XIII. Hay que pulverizar muy bien una piel de serpiente y luego añadir el polvillo al jerez que se le ofrecerá al amante. Garantiza varios días de pasión continua.

100. RECETA PARA UN FILTRO DE AMOR INFALIBLE

Todo el secreto de un infalible
filtro de amor
se esconde en una íntima prenda
recién usada.

Consiga una de la persona
seleccionada.
Si puede hacerlo personalmente
mucho mejor.

Córtela a tiras para que vaya
soltando el jugo
y en lugar seco, lejos del gato,
sin darle el sol,
déjela un mes macerando
con menta y alcohol
y olvídese de las rogativas
y los conjuros.

Y en tanto pasan los días
interminables
acósela con su proverbial galantería.
Mándele flores varias veces al día
y propóngale que le presente
a sus padres.

Y si aún persiste en su
negativa actitud
sazone el íntimo elixir
con borra del ombligo
y a fuego lento, con leña
de flechas de Cupido
póngalo a hervir y deje que vaya
haciendo chup-chup.
Antes, aparte, se ha preparado
una picada
con las más bellas frases de amor
escritas jamás,
una pizca del polvo de una
estrella fugaz
y el pétalo de una rosa
recién decapitada.

Añádala con los primeros hervores
previamente disuelta

en agua de nieve.
Remueva el fondo para que no se pegue
y se derritan las dudas y temores.

Y cuando vea que el jugo se torna
del color de aquellos ojos que
le deslumbran cuando sonríen,
retírelo de la lumbre y
déjelo que se enfríe un par de horas
y páselo por el colador.

Mezcle un cuartillo de néctar
en un litro de absenta
y en una copa transparente de cristal,
solo o con hielo, según el gusto de
cada cual,
sírvase a una persona cándida
y predispuesta.
Si acaso le fallara este bebedizo,
haga la prueba con materias tangibles.
Cubrir de brillantes o
montarle un piso
son buenos ingredientes
para infalibles filtros de amor.

Juan Manuel Serrat

55 PEQUEÑOS TRUCOS DE AMOR

La sabiduría popular tiene fórmulas poco complicadas para ser más feliz en el amor. Las siguientes recetas fueron recopiladas de personas que diariamente hacen un pequeño ritual afectivo. Son secretos transmitidos boca a boca y, según los testimonios, suelen ser efectivos.

1. Para que la felicidad le acompañe en su pareja, ponga debajo de la cama una fuente de cristal con bastante agua en la cual habrá batido tres cucharadas de miel. Deje eso, sin tocar, durante diez días. Repita la operación dos veces más.

2. Si desea que su matrimonio o noviazgo duren, compre dos cocos y un lápiz graso negro. Dibuje en cada coco una cara y ponga su nombre en uno y el de su pareja en otro. Luego únalos bien. Todas las noches, antes de acostarse, tóquelos con las manos mientras reza una oración a San Jorge.

3. Si su pareja está perdiendo el entusiasmo por usted, dibuje dos corazones en un papel blanco. En uno ponga su inicial y en el otro la de su pareja. Recórtelos y rocíelos con agua bendita durante siete días. Al finalizar ese tiempo, queme todo.

4. Este hechizo tiene el mismo objetivo que el truco anterior. Coja un par de medias suyas sin estrenar y ponga algodones empapados en leche, dos fotos suyas y dos de su pareja y luego cúbralas con hojas de ruda macho.

Haga un atado con todo y guárdelas durante trece días en un armario. Transcurrido ese tiempo, entierre todo en un tiesto.

5. Contra la infidelidad. Tome un hilo de atar y haga ocho nudos. Por cada nudo pronuncie el nombre de su pareja y el suyo (uno por nudo). Átelo a su cintura y no se lo quite durante un mes. Luego entierre todo en una maceta.

6. Si usted quiere que su pareja esté a su lado y nunca le bandone, no se olvide de tener siempre en su casa una docena de claveles rojos en un florero, en cuyo fondo se habrá puesto una cucharada de azúcar y dos cucharadas de miel. Cuando comiencen a marchitarse las flores, tírelas por la ventana. Vuelva comenzar.

7. En las noches de Luna llena, entre las 22 y las 23 horas, encienda un cigarro habano en el baño, con la puerta cerrada, y fúmelo entero pero sin tragar el humo. Mientras lo hace, vaya pidiendo que la felicidad en el amor no se pierda.

8. Otro con habano. Si descubre que el ser amado está traicionándole, está viviendo una aventura con otra persona, para recuperarlo y cortarle el romance hay que hacer lo siguiente: todas las noches, exactamente a la hora 24, hay que encender un cigarro en el baño y fumarlo entero, sin tragar el humo, mientras se pide que la traición se corte y que el ser amado vuelva. Cuando el cigarro se termina, sin apagarlo previamente, se tira en el inodoro mientras pide que se lleve todo lo malo y el humo traiga todo lo bueno para el amor. Hacerlo siete, catorce o veintiún días de acuerdo con la gravedad del asunto.

9. Otro con habanos. Encienda uno en el baño de su casa y déjelo que se vaya consumiendo solo. Cuando se apague, entierre las cenizas en su jardín o en la plaza.

10. Otro consejo para el amor. Corte un mechón de cabello a su pareja. Haga con él un té con medio litro de agua hirviendo. Reúna todos los cabellos y haga un rollito. Guárdelo debajo de la almohada durante siete días. Al concluir ese tiempo, tire todo por donde corre agua.

11. Si hay malas vibraciones en su pareja, todos los primeros viernes de cada mes queme por toda la casa una mezcla de vainilla en rama, azúcar, un chorrito de perfume y dos gotas de vinagre. Cuando comience a salir el humo, camine por toda la casa pidiendo felicidad.

Si salen de vacaciones, puede hacerlo en el hotel o en la casa donde se hospeden. Si el ambiente es muy denso, también puede hacerlo los primeros martes de cada mes.

12. Para los que acaban de regresar de la luna de miel. Antes de poner la primera maleta en su nueva casa, barra muy bien con un escoba todos los rincones, comenzando desde el fondo hasta llegar a la puerta de calle.

13. Para que usted no pierda jamás su atractivo y su pareja siempre esté enamorada, lleve en su cartera o bolso un ajo macho, una moneda y tres rodajas de patata. Envuelva todo en un pañuelo.

14. Para que el amor siempre sea un aliado suyo, encienda durante veintiún días velas rojas, verdes y marrones.

15. Si usted desea acelerar el matrimonio y así hacer más completa su felicidad, compre en una tienda esotérica tres velas de novios de color rojo y antes de encenderlas rocíelas con miel y azúcar.

16. Otra con velas. Compre tres velas color celeste y escriba en un papel el nombre de ambos. Luego póngalo al pie de las velas y, al encenderlas, pida por la felicidad de ambos.

17. Para atrapar al ser amado o intresarlo siempre por usted, coja una medalla de Santa Elena y sobre un trapo de seda roja enciénda una vela roja. Haga esto tres veces por semana.

18. Para los recién casados. Tomar las alianzas y ponerlas veintiún días en un vaso con agua bendita. Al concluir, tirar el agua bendita por donde corre el agua. El matrimonio siempre será feliz.

19. Para que él siempre se sienta atraído por su mujer y desee hacerla feliz, ella debe llevar un brazalete de color naranja en su brazo derecho y, además, tener siempre en su dormitorio, sobre la mesilla de noche, estatuas y fotos de mariposas.

20. Si siente que no es feliz con su pareja porque él o ella no es generoso con usted, escriba todos sus deseos postergados con tinta roja. Luego doble esa lista y colóquela dentro de una figura de manzana hecha con cera de abejas. Una vez hecho esto, queme esa lista y los deseos escritos se liberarán haciéndose realidad.

21. Para que el esposo no la trate mal, antes de acostarse la mujer deberá deshojar una flor blanca (clavel, crisantemo) en un vaso alargado.Tendrá que llenarlo hasta el borde con agua y colocar los pétalos allí. Una vez hecho esto, ponga el vaso debajo de la cama a la altura de la cabeza de él. Por la mañana, tire el agua y los pétalos a la calle.

22. Si sospecha que su felicidad puede verse empañada porque él o ella se fija demasiado en su mejor amiga/o, escriba en un papel el nombre de su pareja y en otro el de su amiga/o. Enrolle cada papelito y coloque cada uno en un vaso de agua. Luego póngalos en el congelador de su nevera. Déjelos allí hasta que el peligro haya pasado.

23. Si hay muchas discuciones en la pareja, escriba en un papel con tinta roja el nombre de ambos. Rodee ese papel con siete velas blancas, luego enciéndalas y deje que se consuman.

24. Si se siente rechazado por su pareja, coloque en una mesa tres rosas rojas y tres blancas, formando un círculo. En medio encienda una vela verde, mientras ruega ser aceptado.

25. Para que la unión de su pareja no sea alterada, ponga en un sobre celeste un mechón de cabello suyo y otro de su pareja. Tres veces a la semana y durante un mes, ponga el sobre ante dos velas de color celeste.

26. Otro. Enciendaa cada noche durante un mes una vela roja, una verde y otra amarilla. Luego, escriba el nombre de ambos y rocíelos con agua bendita. Enciéndalas a medianoche.

27. Un lunes después de la medianoche tire siete gotas de vinagre blanco al patio o balcón y camine con una vela celeste encendida por todos los lugares de la casa. Es muy efectivo para que la armonía vuelva al hogar.

28. Para que la felicidad nunca se aleje del hogar, coloque debajo de su cama un frasco o una fuente con agua y sal gruesa.

29. Otro ritual para la felicidad del hogar. Anote en un papel el nombre de todos los integrantes de la familia. Luego envuélva con el una piedra o moneda y póngalo en un vaso de agua con miel.

Comience este ritual un jueves y durante siete días rece trece padrenuestros.

30. Si sospecha que su marido o esposa está perdiendo el interés por usted, compre una vela roja y otra azul. Escriba en la roja el nombre del hombre y en la azul el de la mujer. Enciéndalas al revés y, entre una y otra, coloque un cuchillo de punta, pidiendo que el amor les vuelva a unir.

31. Si está a punto de casarse y ve que su pareja duda, recoja agua de lluvia en una cacerola y guárdela. Al día siguiente haga siete nudos en una cinta colorada, póngala en la cacerola con una foto de su pareja y haga hervir todo. Trate de que el vapor que sale vaya hacia usted. Concéntrese en su pareja durante algunos minutos y luego tire todo por donde corra agua.

32. Para que nada empañe su felicidad, compre una ristra de ajos una semana antes de la fecha de su boda y póngala detrás de la puerta.

33. Si desea que la felicidad, el amor y la alegría siempre le acompañen en su vida, riegue con agua bendita cualquier planta de su casa durante siete días.

34. Para que reine la armonía en su hogar, ponga en su casa siete vasos con agua bendita y dentro de cada uno ponga una moneda de cualquier valor. Al finalizar la semana, tire el agua y cambie las monedas.

35. Otro con monedas. Entierre siete monedas de cualquier valor en su jardín y, sobre ellas, continuamente tenga puesta una espada de San Jorge. Su felicidad estará asegurada.

36. Si hasta ahora usted no ha tenido fortuna en el amor, lleve siempre encima una cinta roja, una moneda y cinco cerillas.

37. Para las parejas adolescentes. No hay nada mejor para mantener la felicidad que comprar en una tienda esotérica siete velas de color celeste y encenderlas juntas una semana en la casa de él y a la siguiente en la casa de ella.

38. Para que nada ni nadie se interponga en la pareja, juntos, tres veces a la semana y durante un mes, tienen que poner un vaso de agua bendita debajo de la cama.

39. Poner agua bendita en un vaso. Agregarle un poco de miel. Decir una oración de San Jorge y luego colocar en el vaso una fotografía de la pareja. Asegura una unión permanente.

40. Si su novio no quiere casarse, ponga a hervir durante una hora siete patatas peladas. Al finalizar el tiempo, haga un puré con ellas y unte la foto de su pareja tres veces seguidas. Luego envuelva todo en un pañuelo rojo y guárdelo en un armario.

41. Para que siempre haya dulzura en su pareja, escriba en un papel el nombre de los dos. Llene una copita con miel y ponga el papel dentro.

42. Para atraer al amante que quiere, una mujer debe pasear desnuda por un jardín florido a la luz de la Luna, dejando tras sus pasos pétalos de rosa.

43. Cuando vea a la persona por la que se interesa, díga su nombre una y otra vez para atrás. Antes de quedarse dormido, desee con todas sus fuerzas verla de nuevo. Con seguridad la verá.

44. Para mantener su relación llena de amor y atención, tome algunos recortes de sus propias uñas y algunos de las de su pareja. Mientras los quema ruegue por la felicidad de ambos.

45. Se dice que trae mala suerte a la pareja que el hombre regale:
- cristales de colores,
- pañuelos rojos,
- un retrato al óleo de sí mismo,
- anillos de jade o de turquesa,
- brazaletes de oro o plata engarzados con perlas, granates, amatistas, cornalinas, ópalos, ojos de gato o esmeraldas,
- un medallón con la foto de él,
- zapatos,
- una caja de cuero para joyas,
- pinzas para el hielo,
- cortaplumas,
- un espejo,
- un espejo.

46. Si su amante se encuentra lejos de la ciudad, ponga sal en el umbral y en el marco de su puerta durante 15 días. Poco después, su amante llegará hasta usted.

47. Si piensa que su pareja no es fiel, haga la siguiente prueba para comprobarlo: encienda un palo de incienso y sosténgalo recto. Si el incienso permanece encendido y la ceniza no cae durante tres minutos, no tiene de qué preocuparse. En caso contrario, hay posibilidades de infidelidad.

48. Para coincidir en una reunión con la persona que se quiere encontrar, antes de acostarse encienda una vela de cera blanca y mire profundamente la llama. Concéntrese todo lo que pueda mientras visualiza a esa persona y cante una y otra vez:

A mi amor deseo ver;
que adonde yo esté,
él tenga urgencia
de correr.

49. Se dice que trae mala suerte a la pareja que la mujer regale alguna de estas cosas:
- un monedero - un alfiler de corbata - un retrato al óleo de ella - un medallón con su imagen - un llavero - un clavo de herradura - un encendedor - una corbata - una gorra de lana.

50. Para tener una aventura pasajera con alguïen, toque cualquier parte de esa persona y cante mentalmente:

Toque del deseo ven a mí. Tu cuerpo
al mío, tu deseo al mío.
Sé mío por esta vez.

51. Si usted está enamorado y la otra persona no quiere comprometerse, dele a beber una bebida en la que usted haya dejado caer dos lágrimas suyas.

52. Para ser más atractivo con las mujeres, un hombre tiene que fabricarse el siguiente perfume: mezcle una parte de almizcle y otra de pachuli. Es un imán para las mujeres, pero debe tener cuidado de ponerse sólo unas gotas.

53. Si sospecha que alguien hizo un conjuro para romper su pareja, haga lo siguiente: ponga debajo de la cama una fuente de cristal con bastante agua en la que habrá batido tres cucharadas de miel. Deje eso, sin tocar, durante nueve días, al cabo de los cuales lo retirará. Puede que en el agua se hayan formado hilachas negras u ojitos verdosos, o formas raras. Tire todo por el inodoro, pidiendo que el agua se lleve ese daño. Vuelva a poner una fuente con agua y miel otros nueve días y siga así hasta que el líquido se vea transparente y cristalino.

54. Cuando uno de los miembros de la pareja se está alejando, traiciona al otro, se muestra indiferente o se olvida del amor, hay que comprar una cacerola de barro con tapa, colocar dentro de ella un kilo de fariña, medio kilo de mandioca, un cuarto de kilo de maíz, una prenda íntima del culpable y un frasco de miel vertido sobre todo. Se cubre con un papel de aluminio, se tapa la cacerola y se sella con cintas adhesivas de modo que jamás pueda volver a abrirse. Luego, con una vara de membrillo, se golpea constantemente pidiendo que el ingrato vuelva. A los pocos días, todo deberá volver a la normalidad.

55. Una fórmula para mantener inalterable la relación de pareja y hacerla siempre apasionada y dulce es esperar las noches de Luna llena, entre las 22 y las 23 horas. Tomar una foto en las que estén los dos juntos o una de cada uno, exponerlas a la luz de la Luna y pedir, durante 7 minutos, a todos los planetas del Universo, que envíen energía, entusiasmo, salud mental, fuerzas y fluidos benignos para el amor. Hacerlo durante un año seguido es asegurar la felicidad por el doble de tiempo. Después de hacer el ruego hay que beber un vaso lleno de agua que también deberá haber estado expuesto 7 minutos a la luz de la Luna.

CÓMO
DESHACER
CONJUROS
DE AMOR

Tal vez darse cuenta de que alguien está haciendo un encantamiento para enamorarlo puede ser un elogio. Imagínese que un hombre apuesto o una mujer hermosa en este momento están cubriendo una foto suya con pétalos de rosa, o dándose un baño mágico en su honor. Realmente sería muy agradable, en especial si usted se encuentra atravesando un prolongado período de soltería.

Pero tal vez usted no tenga ningún interés en la persona que intenta hechizarlo. Es más: le parece el sujeto más detestable de la Tierra. O -para qué ir tan lejos- usted tiene su corazón comprometido, y que de repente le aparezcan sentimientos contradictorios y atormentadores no es lo que más necesita.

En ese caso, no dude en deshacerse de las influencias de alguien que quiere enlazarlo sin su consentimiento. Aquí tiene algunas soluciones.

COMIDA DEL DESAMOR

Necesita preparar un corazón de cordero asado (se encuentran en las carnicerías, generalmente por encargo), pero de una manera especial.

Hágalo a la plancha, condimentado con sal gruesa, salvia y verbena. Cómalo una vez por semana, durante tres semanas, y cualquier hechizo que pudieran haberle hecho desaparecerá.

DESHECHIZO CON EL NOMBRE

Si sabe el nombre de la persona que intenta encantarlo con fines amorosos o lujuriosos, escríbalo con tinta china en un papel secante de la manera que se indica:

PEDRO
PEDR
PED
PE
P

Al lado haga lo mismo con el apellido. Doble el secante en cuatro partes y quémelo en la llama de una vela, diciendo:

Que la angustia y la influencia
de esta mala persona
Se queme igual que se
consume el papel en la llama.

Haga esta curación un martes a la hora del crepúsculo.

PLOMO DE PROTECCIÓN

Si tiene que encontrarse con la persona que usted sabe que desea hechizarlo, no se olvide de llevar en el bolsillo un pedacito de plomo. Actuará como defensa, absorbiendo las vibraciones que esa persona pudiera emanar.

PARA LIMPIAR SU CUERPO DE HECHIZOS SEXUALES

Ponga a calentar en una cacerola dos litros de agua mineral. Agréguele tres puñados de sal gruesa.

Caja un manojo de perejil, empápelo en la preparación y páselo por todo su cuerpo, comenzando por el lado izquierdo. Repita tres veces por día esta operación: una vez por la mañana y dos veces por la noche.

Cada vez que termine la tarea, ponga el perejil en la cacerola, rocíelo con alcohol y préndale fuego. Tire las cenizas por el inodoro.

Haga esto durante siete días seguidos.

PARA ALEJAR A UN ENAMORADO PERSISTENTE

Este encantamiento debe ser practicado durante el cuarto menguante en un sitio al aire libre o bien en una chimenea dentro de su casa.

Necesita reunir un puñado grande de hojas de laurel. Encienda un buen fuego, crepitante. Cuente las hojas y mientras toca cada una de ellas diga en voz alta el nombre de la persona que quiere sacarse de encima.

Tire las hojas al fuego mientras dice lo siguiente:

Esta es mi pena.
Tómenla y llévenla.
Sal de mi vida ahora mismo.
Nunca más me ofendas
o tu alma se irá al abismo.

RITUAL CON VELAS ROJAS

Compre dos velas rojas. En una escriba el nombre de la persona que supone está haciendo el hechizo, comenzando desde la mecha hasta la base. En la otra escriba su propio nombre comenzando desde la base hasta la mecha. Encienda la primera mecha diciendo:

Rompo tu corazón,
no tengo más remedio.
tu cuerpo no tolero
y te saco del medio.

Cuando se haya consumido la mitad de la vela, encienda la que tiene su propio nombre y diga en voz alta:

Mi nombre es supremo,
te iguala y te supera.
No tengo remordimiento
por tu pena.

INVOCACIONES DE AMOR

OTRA INVOCACIÓN

Adorable Shiva, Agni, Thor,
haced que el amor no se retrase más,
que los problemas se hundan en el mar
y que las cosas sean como el destino
lo indica.
Dad amor, júbilo, placer y bienestar,
para convertir la noche en día.
Traed esperanza y auxilio a los
corazones desolados.
Confío en la respuesta de fuerzas
tan poderosas.

SALMO DE AMOR

Istar, Isis, Afrodita, Thor, Agni
y Zeus Todopoderoso,
traedme a la persona que
quiero a mi lado.
Que mis palabras hablen bien
y que no alejen el amor.
Esta llamada es un grito desesperado
a los que pueden ayudarme.
No me dejen sin amor.
Esta vida es poderosa como ustedes
y la fuerza que la mueve
sale del alma y el corazón.

EL CÓDIGO
DE AMOR
DE LAS FLORES

El lenguaje de las flores tiene su origen en los amantes victorianos, que debían ocultar sus sentimientos y sus actos amorosos debido a las costumbres sociales. Cuando era necesario dar un mensaje a una dama, se le regalaba la flor específica. Ella daba la respuesta contestando con "sí" si la recibía con la mano derecha, y con un "no" si lo hacía con la izquierda.

También se podían leer los mensajes prestando atención al lugar donde una muchacha llevaba prendida la flor: si la tenía en el cabello advertía a su enamorado que tuviera cuidado, si la llevaba en el corazón le anunciaba que su amor podía hacerse público.

•El color de las flores hace que una misma especie tenga diferentes significados. Mientras que un tulipán rojo habla de un corazón ardiente, uno amarillo quiere decir que el amor se terminó.

•Una margarita pequeña anuncia "comparto tus sentimientos", y una más grande es una señal de estima. Por otro lado, una margarita silvestre dice: *pensaré en lo que has dicho.*

•Otra flor importante es el crisantemo. Uno rojo simboliza el amor verdadero, el amarillo expresa *estoy ofendido con tus modales* y el blanco pide una respuesta sincera. Una leyenda china asegura que si alguien lleva un crisantemo a la mesa y lo utiliza para limpiarse los labios después de haber bebido vino, al darle la flor a su amante, asegura su amor eterno y su fidelidad

•Las azucenas son el símbolo de la pureza de la mujer, de su virginidad, y al regalarlas a una mujer, se le está diciendo que es amada y respetada. Por esto es conocido que si un amante destroza una azucena, está amenazando a las mujeres de la familia de su novia.

•Algunas historias trágicas dieron origen al significado de ciertas flores. Por ejemplo, esto ocurre con el acanto, que al parecer era la flor favorita de Helena de Troya, quien la usaba como adorno para sus vestidos. Se dice que en el siglo V a.C. una joven griega murió antes de casarse. Su nodriza puso al lado de su tumba una cesta con su vestido de novia sin estrenar y su ramo, cubriéndolo con una piedra. En la primavera siguiente, aparecieron hojas de acanto que habían crecido alrededor del cesto y llegaron a la altura de la piedra. El escultor griego Calímaco inmortalizó esta escena en las columnas de Corinto y a partir de allí fue de mal augurio regalar esta flor.

• Los claveles rojos son otra flor con historia. Se decía que crecían en las tumbas de los enamorados y querían decir *aquí está mi pobre corazón*. Los claveles jaspeados indicaban que el pretendiente era rechazado y los amarillos expresaban desdén. Más tarde los claveles se convirtieron en el símbolo cristiano de noviazgo, amor eterno y matrimonio. Los victorianos lo regalaban como el *cimiento del amor*.

• La dalia está asociada con la perfidia y el peligro. La historia cuenta que la emperatriz Josefina estaba enamorada de las dalias y cultivó muchas variedades en la grandiosa Malmaison. Una doncella le pidió a su amante, el jardinero, que robara algunas raíces de las flores para que ella pudiera cultivarlas. Josefina, que oyó el ruego, mandó a encarcelar y azotar a los dos enamorados y luego destruyó más de cien especies prendiendo fuego al invernadero.

• Enviar un ramillete de anémonas significa que le deseamos al destinatario un futuro breve e infeliz. Según la mitología, la anémona, o hija del viento, era la ninfa amada por Céfiro. Esto suscitó la ira de Flora, quien la convirtió en una flor que florece inmediatamente antes de la primavera del Norte. Céfiro abandonó a la muchacha a Boreas, el riguroso viento del Norte, que siempre altera sus emociones. Por lo tanto, es una flor que brota demasiado temprano, es destrozada y muere.

• Las margaritas se dejaban sobre las tumbas de los caídos en Francia para simbolizar el recuerdo y el deseo de que las cosas hubieran podido ser mejores.

• Las vincapervincas eran las flores de la muerte y el dolor, y se usaban como coronas de burla que se ofrecían a los condenados a muerte en su camino hacia el patíbulo. Sin embargo, algunos sostienen que si un marido y su mujer las comen juntos, logran que el amor permanezca entre ellos para siempre. Llamada en algunas regiones de Europa *la violeta de los brujos*, se decía que pulverizada con lombrices de tierra y servida con carne producía chispas en dos personas de distinto sexo.

• El sauce está relacionado con los enamorados que han sido abandonados. Se decía que si una persona había sido plantada, debía llevar sobre su pecho hojas de sauce como signo de aflicción y sufrimiento.

En Gales existía la costumbre de enviar una guirnalda de sauce a una muchacha o un joven abandonados en la víspera de su casamiento.

• La violeta es el símbolo de la constancia y la fidelidad. Se dice que Napoleón era un enamorado de estas flores. Cuando se casó con Josefina, ella llevaba violetas en su vestido, y en cada aniversario, él le enviaba un ramo. Cuando fue derrotado y tuvo que marcharse a su exilio en Santa Elena, pidió visitar su tumba: allí recogió violetas y cuando murió se las encontraron en un relicario alrededor del cuello.

• Símbolo eterno del poder creativo femenino, la rosa figuraba al servicio de las brujas, que destilaban sus pétalos en una pócima para atraer al galán indeciso. Un antiguo hechizo alemán dice: *Tome tres rosas: una blanca, una rosa y una roja. Llévelas cerca de su corazón tres días. Mójelas en vino tres días más y luego dele el vino a su amante. Cuando lo beba, será eternamente suyo.*

AMOR ENTRE HOMBRES

Si dos hombres se aman pueden regalarse la flor del jacinto. Jacinto era un joven muy bello, a quien el dios Apolo amaba profundamente. Un día, mientras estaban jugando a los tejos, Apolo lanzó un tejo y, sin querer, mató a Jacinto. Al comprender que no volvería a ver nunca más a su querido, con el corazón destrozado, lo transformó en una hermosa flor.

La información contenida en este libro ha sido revisada
por los especialistas del
Círculo Hermético y la revista
PREDICCIONES, quienes avalan y
garantizan la veracidad de los datos
proporcionados por él.

ÍNDICE

Esta obra se imprimió en
Corporación de Servicios Gráficos Rojo, S. A. de C. V.
Progreso No. 10 Col. Centro
Ixtapaluca Edo. de México C. P. 56530